CBT 対策と演習
薬剤学 1
―薬物動態学―

薬学教育研究会　編集

東京　廣川書店　発行

本シリーズ発刊の趣旨

　本シリーズは，CBT に対応できる最低限の基礎学力の養成をめざした問題集であり，予想問題集ではない．

　CBT では平均解答時間は 1 問 1 分とされているが，解答時間が 1 分以上長くかかるもの，あるいは出題形式としては好ましくない"誤りを選ぶもの"も例外的に含まれている．これは，限られた紙面の中で，できるだけ多くの基本事項をより広く応用できるよう目指して作題されたからである．

　CBT の対策と演習という観点から，やや難解な問題も含むが，将来に向かって十分対応できるように，じっくりと学んでいただきたい．

まえがき

　薬学6年制教育の特徴の一つであるCBT（Computer-Based Testing）はコンピュータを用いた多肢選択形式試験で，病院や調剤薬局での実務実習前の薬学生の基本的な知識の有無を評価することを目的とする．
　臨床実習を行うにあたり最低限必要な力量を有しているか否かを評価されるこの全国共通の試験に合格しなければ，5年次生の5か月にわたる長期実務実習は受けられない．
　CBTの試験問題は薬学教育モデル・コアカリキュラムのSBOs（一般目標に到達するための具体的な学習内容）に基づいて出題される．薬剤学領域から出題される試験問題を解くには，非常に広い範囲の知識が必要で，講義科目の垣根を越える．
　本書はコアカリキュラムC13「薬の効くプロセス」の一般目標のうち，
　（4）薬物の臓器への到達と消失
　（5）薬物動態の解析
の対策と演習を扱った．この到達内容は6年制薬学教育で目指しているテーラーメード医療「個人の遺伝情報（薬物トランスポーターや薬物代謝酵素のタイプや遺伝子多型）に基づいて，個々の患者にフィットした薬の選択や投与量の設定を科学的な見地から導き出すシステム」を実践できる薬剤師職務への橋渡しとなる最も重要な内容である．

　以下に本書の特色とその勉強法を記す．
* 実際に実施されるCBT問題の解答時間は1問あたり平均1分とされるため，五者択一の問題は基本的に1分程度で解ける難易度を設定した．解答時間の配分を体験することも重要である．
* 「解法のポイント」と「解説」にはページ数を十分割いている．じっくりと読み進むことにより基本的な知識の上乗せができるように工夫されている．
* また，五者択一問題の次に1問1答の問題を配置した．これはできるだけ多くの薬剤学の基本事項を学び，より応用が利く実力を身に付けることを

目指したものである．1問1答では解答時間に関係なく納得行く形で理解してほしいと考え，「解法ポイント」と「解説」も同様に組入れた．

　本研究会では，この分野の性質上，学習者の理解を容易にするために，独自の項目を設け，そこに五者択一問題および1問1答を配置した．コアカリキュラムで示されたSBOsは全て網羅されている．本書項目とSBOsとの対応は表に示したので必要に応じて活用して欲しい．

　本書の範囲には，特に多くの数式が出てくるため，苦手意識を持つ場合が多い．しかし，前述したとおり，本書の内容は患者さんにとって最良の薬物療法を決定するために必要な知識として重要である．6年間へと修業年限が延長された薬学教育が成功するか否か，薬剤師の職能が社会から認知されるかどうかは本書の内容を通じた皆さんの奮起にかかっているといっても過言ではない．明るい未来のために努力してほしい．

　最後に，本書の出版を企画された廣川書店社長廣川節男氏，ならびに編集，執筆に際してご助力を戴いた編集部諸氏に深く感謝申しあげる．

平成21年3月

薬学教育研究会

目　次

第1章　生体膜透過機構 …………………………………………………… *1*

1.1　細胞膜の構造と膜輸送の分類　1
1.2　単純拡散　4
1.3　pH 分配仮説　6
1.4　担体（トランスポーター）を介する輸送　10
1.5　膜動輸送　23

第2章　吸　収 ……………………………………………………………… *25*

2.1　消化管の構造と吸収　25
2.2　小腸からの吸収　30
2.3　小腸からの吸収に及ぼす影響　34
2.4　直腸からの吸収　39
2.5　注射部位からの吸収　42
2.6　口腔，鼻腔，肺，皮膚からの吸収　46
2.7　吸収過程が原因となる薬物間相互作用　51

第3章　分　布 ……………………………………………………………… *57*

3.1　組織分布　57
3.2　血管内皮細胞の分類　60
3.3　血漿中タンパク結合　63
3.4　分布容積の概念　66
3.5　組織分布の変動要因　71
3.6　薬物の脳への移行　73

3.7 薬物の胎児への移行　77
3.8 分布過程が原因となる薬物間相互作用　79

第4章　代　謝　…………………………………………………………… *89*

4.1 薬物代謝酵素の分類と薬物代謝部位　89
4.2 シトクロム P450 の特徴　92
4.3 酸化, 還元, 加水分解および抱合反応　96
4.4 薬物代謝反応と薬効の変化　98
4.5 薬物代謝酵素と Michaelis-Menten 式　101
4.6 初回通過効果　106
4.7 薬物代謝酵素の阻害と薬物間相互作用　109
4.8 代謝酵素の誘導と薬物間相互作用　114
4.9 薬物代謝の変動要因　116

第5章　排　泄　…………………………………………………………… *119*

5.1 腎の構造と尿中排泄機構　119
5.2 腎クリアランス　128
5.3 肝の構造と胆汁中排泄機構　135
5.4 腸肝循環　140
5.5 唾液中および乳汁中排泄　144
5.6 排泄過程が原因となる薬物間相互作用　146

第6章　薬動学　…………………………………………………………… *151*

6.1 バイオアベイラビリティ（生物学的利用能）　151
6.2 クリアランスの概念　154
6.3 線形 1-コンパートメントモデルと分布容積, 生物学的半減期　158
6.4 非線形コンパートメントモデル　162
6.5 モーメント解析　167
6.6 生理学的モデル　170

6.7 投与計画　173
6.8 TDM　179

索　引 ……………………………………………………………… *183*

本書とコアカリキュラム到達目標（SBOs）対照表

本書項目	SBOs
1. 生体膜透過機構	
1.1 細胞膜の構造と膜輸送の分類 1.2 単純拡散 1.3 pH分配仮説 1.4 担体（トランスポーター）を介する輸送 1.5 膜動輸送	・受動拡散（単純拡散），促進拡散の特徴を説明できる．　C13（4）吸収3 ・能動輸送の特徴を説明できる．　C13（4）吸収4
2. 吸　収	
2.1 小腸からの吸収	・薬物の主な吸収部位を列挙できる．　C13（4）吸収1
2.2 消化管の構造と吸収	・消化管の構造，機能と薬物吸収の関係を説明できる．　C13（4）吸収2
2.3 小腸からの吸収に及ぼす影響	・薬物の吸収に影響する因子を列挙し説明できる．　C13（4）吸収6
2.4 直腸からの吸収 2.5 注射部位からの吸収 2.6 口腔，鼻腔，肺，皮膚からの吸収	・非経口投与後の薬物吸収について部位別に説明できる．　C13（4）吸収5
2.7 吸収過程が原因となる薬物間相互作用	・薬物動態に起因する相互作用の代表的な例を挙げ，回避のための方法を説明できる．　C13（4）相互作用1
3. 分　布	
3.1 組織分布 3.2 血管内皮細胞の分類	・薬物が生体内に取り込まれた後，組織間で濃度差が生じる要因を説明できる．　C13（4）分布1
3.3 血漿中タンパク結合	・薬物の体液中での存在状態（血漿タンパク結合など）を組織への移行と関連づけて説明できる．　C13（4）分布4
3.4 分布容積の概念	・分布容積が著しく大きい代表的な薬物を列挙できる．　C13（4）分布6
3.5 組織分布の変動要因	・薬物分布の変動要因（血流量，タンパク結合性，分布容積など）について説明できる．　C13（4）分布5
3.6 薬物の脳への移行	・薬物の脳への移行について，その機構と血液-脳関門の意義を説明できる．　C13（4）分布2

3.7	薬物の胎児への移行	・薬物の胎児への移行について，その機構と血液-胎盤関門の意義を説明できる． C13（4）分布3）
3.8	分布過程が原因となる薬物間相互作用	・薬物動態に起因する相互作用の代表的な例を挙げ，回避のための方法を説明できる． C13（4）相互作用1）
4. 代　謝		
4.1	薬物代謝酵素の分類と薬物代謝部位	・薬物代謝様式とそれに関わる代表的な酵素を列挙できる． C13（4）代謝3）
4.2	シトクロム P-450 の特徴	・シトクロム P-450 の構造，性質，反応様式について説明できる． C13（4）代謝4）
4.3	酸化，還元，加水分解および抱合反応	・薬物の酸化反応について具体的な例を挙げて説明できる． C13（4）代謝5）
4.4	薬物代謝反応と薬効の変化	・薬物の還元，加水分解，抱合について具体的な例を挙げて説明できる． C13（4）代謝6）
4.5	薬物代謝酵素と Michaelis-Menten 式	・薬物分子の体内での化学変化とそれが起こる部位を列挙して説明できる． C13（4）代謝1） ・薬物代謝が薬効に及ぼす影響について説明できる． C13（4）代謝2）
4.6	初回通過効果	・初回通過効果について説明できる． C13（4）代謝8）
4.7	薬物代謝酵素の阻害と薬物間相互作用	・薬物動態に起因する相互作用の代表的な例を挙げ，回避のための方法を説明できる． C13（4）相互作用1）
4.8	薬物代謝酵素の誘導と薬物間相互作用	
4.9	薬物代謝の変動要因	・薬物代謝酵素の変動要因（誘導，阻害，加齢，SNPs など）について説明できる． C13（4）代謝7）
5. 排　泄		
5.1	腎の構造と尿中排泄機構	・腎における排泄機構について説明できる． C13（4）排泄1） ・糸球体ろ過速度について説明できる． C13（4）排泄3） ・尿中排泄率の高い代表的な薬物を列挙できる． C13（4）排泄7）
5.2	腎クリアランス	・腎クリアランスについて説明できる． C13（4）排泄2）
5.3	肝の構造と胆汁中排泄機構	・胆汁中排泄について説明できる． C13（4）排泄4）

5.4	腸肝循環	・腸肝循環を説明し，代表的な腸肝循環の薬物を列挙できる． C13（4）排泄 5
5.5	唾液中および乳汁中排泄	・唾液，乳汁中への排泄について説明できる． C13（4）排泄 6
5.6	排泄過程が原因となる薬物間相互作用	・薬物動態に起因する相互作用の代表的な例を挙げ，回避のための方法を説明できる． C13（4）相互作用 1
6. 薬動学		
6.1	バイオアベイラビリティ（生物学的利用能）	・薬物の生物学的利用能の意味とその計算法を説明できる． C13（5）薬動学 2
6.2	クリアランスの概念	・全身クリアランスについて説明し，計算できる． C13（5）薬動学 7
6.3	線形 1-コンパートメントモデルと分布容積，生物学的半減期	・薬物動態に関わる代表的なパラメーターを列挙し，概説できる． C13（5）薬動学 1 ・線形 1-コンパートメントモデルを説明し，これに基づいた計算ができる． C13（5）薬動学 3 ・生物学的半減期を説明し，計算できる． C13（5）薬動学 6
6.4	非線形コンパートメントモデル	・線形コンパートメントモデルと非線形コンパートメントモデルの違いを説明できる． C13（5）薬動学 5 ・非線形性の薬物動態について具体例を挙げて説明できる． C13（5）薬動学 8
6.5	モーメント解析	・モデルによらない薬物動態の解析法を列挙し説明できる． C13（5）薬動学 9
6.6	生理学的モデル	・肝および固有クリアランスについて説明できる． C13（4）代謝 9
6.7	投与計画	＊薬物動態の解析に関わる全ての SBOs を網羅
6.8	TDM	・治療的薬物モニタリング（TDM）の意義を説明できる． C13（5）TDM 1 ・TDM が必要とされる代表的な薬物を列挙できる． C13（5）TDM 2

1 生体膜透過機構

到達目標
1. 受動拡散（単純拡散），促進拡散の特徴を説明できる．
2. 能動輸送の特徴を説明できる．

1.1 ◆ 細胞膜の構造と膜輸送の分類

問題 1.1 細胞膜の構造と機能に関する記述のうち，正しいものはどれか．
1. 細胞膜にタンパク質は存在しない．
2. 細胞膜を構成する脂質二重層の主成分はリン脂質である．
3. リン脂質は水に溶けやすい親水性物質である．
4. 小腸上皮細胞の細胞同士の連結は弱く，間隙の距離は大きい．
5. 小腸上皮細胞の血管側側底膜には微絨毛と呼ばれる微細な細胞質突起がある．

解法のポイント 生体膜は，リン脂質を主成分とする脂質二重層に膜タンパク質が浮かぶようにして存在する流動モザイクモデルで説明される．

解 説
1. 脂質二重層に浮かぶようにして，担体（トランスポーター）など様々な膜タンパク質が存在する．担体は栄養物質等を細胞外から細胞内へ取り込み，また不要物質等を細胞内から細胞外へくみ出す物質の選択的輸送を行い，細胞が生きていくために必要不可欠な存在である．
2. 正しい．脂質二重層の主成分はリン脂質であり，ホスファチジルコリン（PC），ホスファチジルエタノールアミン（PE），ホスファチジルセリン（PS），スフィンゴミエリン（SM）などが

ある．リン脂質以外ではコレステロールなども脂質二重層の構成成分である．
3 リン脂質は親油性と親水性の両方の性質をもつ両親媒性物質である．
4 小腸上皮細胞や腎尿細管上皮細胞は，血管内皮細胞とは異なり，細胞同士が密着結合により強固に連結している．
5 小腸上皮細胞や腎尿細管上皮細胞などでは，管腔側頂側膜と血管側側底膜で形態・構造が異なる．小腸上皮細胞の消化管管腔側，尿細管上皮細胞の尿細管管腔側には微絨毛が存在し，この部分の膜を刷子縁膜という．

[正解] 2

◆1問1答◆

問1 小腸上皮細胞の細胞間には，密着結合が存在する．

[解説] 体に投与された医薬品は，投与部位から循環血液中へ移行し，血液の流れにのって体の中を巡り標的組織へ運ばれ，薬効を発揮する．例えば，口から飲んだ睡眠薬が効果を発揮するためには，小腸から吸収された薬が血液-脳関門を透過して脳へ到達する必要がある．

血管を構成する血管内皮細胞は，隣り合う細胞同士の連結が弱く，タンパク質と結合していない（タンパク非結合形の）低分子薬物は，細胞と細胞の間隙を比較的自由に通過し，血管の外へ移行することができる．一方，薬物の吸収に重要な小腸を構成する小腸上皮細胞，薬物の腎排泄に重要な尿細管上皮細胞，これら細胞と細胞の間には密着結合（タイトジャンクション）が存在し，細胞同士が強固に連結している．したがって薬物は細胞間の間隙を通過（細胞間隙輸送）することはできず，細胞内を通過（細胞内輸送）する必要がある．（○）

問2 小腸上皮細胞膜の構造は，流動モザイクモデルで説明される．

[解説] ヒトの体は一つ一つの細胞の集まりからできている．ヒトの体の大部分（約70％）は水である．細胞の内側も外側もほとんどは水である．では，なぜ細胞は溶け出さず，一つ一つが独立して，かつ他の細胞とコミュニケートしながら生きていくことができるのだろうか．それは細胞が水と油の両方の性質を持つ細

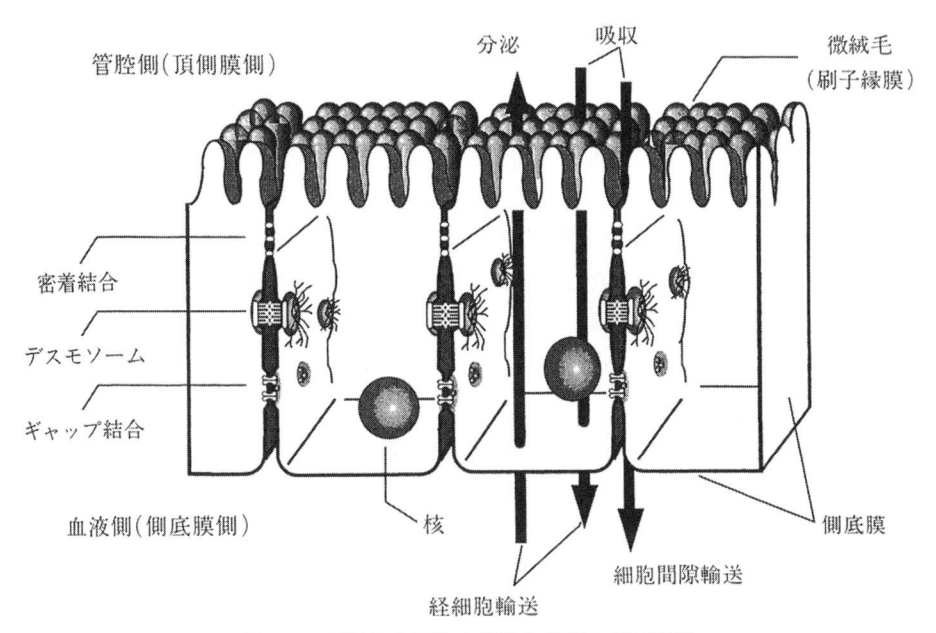

1.1 細胞膜の構造と膜輸送の分類　3

図の各部ラベル：
- 管腔側（頂側膜側）
- 分泌
- 吸収
- 微絨毛（刷子縁膜）
- 密着結合
- デスモソーム
- ギャップ結合
- 血液側（側底膜側）
- 核
- 経細胞輸送
- 細胞間隙輸送
- 側底膜

図 1.1　小腸上皮細胞の構造と物質の輸送経路

膜で覆われているからである．

　細胞膜は疎水性（親油性）の脂肪酸炭素鎖と親水性の極性基の両者をもつリン脂質が，疎水性部分を内側に，親水性部分を外側にして二重になった脂質二重層を基本構造とする．細胞内外の水と触れ合う外層に親水性部分が，その内側の内層に親油性部分が存在し，細胞を取り囲んでいる．

　細胞膜の脂質二重層には様々なタンパク質が浮遊した状態で存在しており，これを流動モザイクモデルと呼ぶ．（○）

問 3　脂質二重層に埋め込まれた状態で存在するものを膜タンパク質と呼ぶ．

(解説)　生体膜の脂質二重層に埋め込まれた状態で存在するものを膜タンパク質という．これらは細胞外の情報を細胞内へ伝えたり，生存に必要な栄養物質を細胞内へ運ぶなど様々な機能を果たしている．膜タンパク質の中には，薬物などの物質を認識し，細胞外から細胞内へ，また細胞内から細胞外へと輸送を行う担体（トランスポーター）がある．（○）

4　1. 生体膜透過機構

問4　小腸上皮細胞の頂側膜側から側底膜側への輸送を吸収と呼ぶ．

[解説]　小腸上皮細胞の消化管管腔側，腎尿細管上皮細胞の尿細管管腔側などには微絨毛と呼ばれる微細な突起構造が存在し，この部分の膜を刷子縁膜という．このように上皮細胞では管腔に面する側と血管に面する側の細胞膜の形態，構造が異なっており，非対称性（極性）を示している．管腔側を頂側膜，血管側を側底膜と呼び，両者では膜タンパク質の局在も異なっている．上皮細胞が示す細胞膜の非対称性により，管腔側の物質が頂側膜を介し細胞内へ，細胞内から側底膜を介し血管側へと輸送される吸収，およびその反対方向の側底膜側から頂側膜側への分泌，という方向性をもった輸送が行われる．（○）

1.2 ◆ 単純拡散

問題1.2　単純拡散に関する記述のうち，正しいものはどれか．
1. 担体（トランスポーター）が関与する．
2. 細胞内エネルギーが必要である．
3. 膜透過速度は膜の両側の薬物の濃度差に比例する．
4. 膜透過速度の飽和が起こる．
5. 類似物質により阻害を受ける．

解法のポイント　単純拡散による輸送には，担体もエネルギーも必要なく，その輸送速度はフィックの法則で説明される．

解説
1. 単純拡散に担体（トランスポーター）は関与しない．
2. 単純拡散による輸送にはエネルギーは必要ではない．
3. 正しい．単純拡散による輸送速度は膜を隔てた物質の濃度差に比例する．
4. 担体もエネルギーも不要のため，単純拡散による輸送速度は飽和せず，膜を隔てた物質の濃度差に比例して輸送速度も増加する．
5. 担体が不要なため，類似物質による輸送の競合阻害は起こらない．

1.2 単純拡散 5

[正解] 3

◆ 1問1答 ◆

問1 単純拡散による膜透過に担体は関与しない．

[解説] 薬物の膜輸送機構は，表 1.1 に示すように，担体（トランスポーター）の関与の有無，濃度勾配に従った輸送（受動輸送）か濃度勾配に逆らった輸送（能動輸送）か，輸送に必要なエネルギーとその種類から，単純拡散，促進拡散，一次性能動輸送，二次性能動輸送の 4 つに分類することができる．

表 1.1 膜輸送機構の分類

	単純拡散	促進拡散	一次性能動輸送	二次性能動輸送
担体介在	非介在	担体介在	担体介在	担体介在
輸送形態	受動	受動	能動	能動
エネルギー	なし	なし	ATP	イオン勾配

担体（トランスポーター）が関与せず，エネルギーも必要としないで，物質が細胞膜を拡散により透過する輸送を，単純拡散という．（○）

問2 単純拡散による膜透過にエネルギーは必要ない．

[解説] 単純拡散では，物質は濃度勾配に従い，水が流れるように，高い方から低い方へと受動的に輸送される．

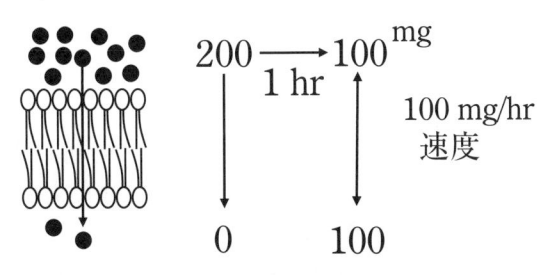

図 1.2 膜透過速度

図 1.2 で示すように，細胞膜を介して，はじめ薬物が細胞外にのみ 200 mg あったとする．多い方から少ない方へ，細胞外から細胞内へ薬物が移動し，1 時間後には細胞内外とも薬物が 100 mg になったとすると，1 時間で 100 mg の薬物が膜を透過したので，膜透過速度としては 100 mg/hr となる．（○）

1. 生体膜透過機構

問3 単純拡散による膜透過速度は基質濃度が上昇しても飽和しない．

(解説) 単純拡散による膜透過速度はフィック Fick の法則によって説明される．物質の透過速度を v，物質の膜中での拡散係数 diffusion constant を D，膜の表面積 surface area を S，膜の厚さ length を L，高濃度側の薬物濃度を C_h，低濃度側の薬物濃度を C_l とすると，

$$v = -\frac{D \cdot S}{L} \cdot (C_l - C_h) \tag{式 1.1}$$

として表される．この式から，膜透過速度は物質の膜中での拡散係数，膜を隔てた物質の濃度勾配，膜の表面積に比例することがわかる．式 1.1 および図 1.4 からわかるとおり，単純拡散による膜透過速度は基質濃度が上昇しても飽和しない．（○）

問4 薬物により，膜中での拡散係数は異なる．

(解説) 単純拡散による膜透過速度はフィックの法則によって説明され，物質の膜中での拡散係数が大きいほど膜透過速度は大きい．（○）

1.3 ◆ pH 分配仮説

問題 1.3 薬物の解離の状態と膜透過に関する記述のうち，正しいものはどれか．
1. 多くの薬物は有機電解質であり，イオン形薬物は分子形薬物よりも膜を透過しやすい．
2. 分子形薬物の割合は Scatchard 式により求められる．
3. 分子形薬物とイオン形薬物の比率が 1：1 となる溶液の pH が，その薬物の pK_a である．
4. 単純拡散により膜を透過し，pH 分配仮説に従う弱酸性薬物は，消化管内 pH が上昇すると分子形の割合が上昇し，吸収されやすくなる．
5. 単純拡散により膜を透過し，pH 分配仮説に従う弱塩基性薬物は，尿 pH が上昇すると分子形の比率が低下し，再吸収されにくくなる．

解法のポイント　弱酸性薬物は pH が上昇すると分子形の割合が低下し，逆に弱塩基性薬物は pH が上昇すると分子形の割合が増加する．

解　説
1　イオン形分子は水溶性が高く，膜を透過しにくい．
2　分子形薬物の割合は，Henderson-Hasselbalch の式で計算することができる．
3　正しい．次ページ式 1.5 および式 1.6 より，pH = pK_a のとき，
$$\alpha = \frac{1}{1+10^0} = \frac{1}{1+1} = \frac{1}{2}$$
4　弱酸性薬物は，消化管内 pH が低下すると分子形の割合が上昇し，膜を透過しやすくなり，吸収されやすくなる．
5　弱塩基性薬物は，尿 pH が上昇すると分子形の比率が上昇し，膜を透過しやすくなり，再吸収されやすくなる．

正解　3

◆ 1 問 1 答 ◆

問 1　単純拡散による膜透過では，分子形薬物は脂溶性が高く細胞膜を透過しやすい．
(解説)　多くの薬物は有機電解質であり，分子内にカルボキシル基やアンモニウム基などの解離基を持ち，弱酸あるいは弱塩基に属する．弱酸性あるいは弱塩基性の薬物は，薬物の解離定数 pK_a とその薬物の存在する溶液の pH によってイオン形と分子形（非イオン形）の比率が変化する．単純拡散による膜透過では，分子形薬物は脂溶性が高く，脂質二重層からできている細胞膜を透過できるが，イオン形薬物は水溶性が高く細胞膜を透過できないという pH 分配仮説に従うと考えられている．（○）

問 2　分子形とイオン形の比率は，Henderson-Hasselbalch の式で計算することができる．
(解説)　分子形とイオン形の比率は，Henderson-Hasselbalch の式で計算することができる．弱酸性の薬物は溶液中では，分子形（HA）とイオン形（A⁻）の平衡状態にあり，解離定数を K_a とすると，以下のように表すことができる．

$$[HA] \rightleftarrows [H^+] + [A^-]$$

1. 生体膜透過機構

$$K_a = \frac{[H^+] \cdot [A^-]}{[HA]} \quad \text{(式 1.2)}$$

両辺の対数をとると，

$$\log K_a = \log [H^+] + \log \frac{[A^-]}{[HA]} \quad \text{(式 1.3)}$$

$-\log K_a = pK_a$，$-\log [H^+] = pH$ なので，

$$pK_a = pH + \log \frac{[HA]}{[A^-]} \quad \text{(式 1.4)}$$

したがって，分子形薬物の割合を α とすると

$$\alpha = \frac{[HA]}{[HA] + [A^-]} = \frac{1}{1 + 10^{pH - pK_a}} \quad \text{(式 1.5)}$$

弱塩基性薬物の場合，分子形（B）とイオン形（BH$^+$）の状態で存在し，その解離定数を K_a，分子形薬物の割合を α とすると，以下の式で表せる．

$$\alpha = \frac{[B]}{[BH^+] + [B]} = \frac{1}{1 + 10^{pK_a - pH}} \quad \text{(式 1.6)}$$

弱酸性薬物と弱塩基性薬物の分子形薬物の割合について，横軸に溶液の pH，縦軸に分子形薬物の割合として表すと図 1.3 のようになる．（○）

酸性薬物

$pK_a = 5$　　$pK_a = 9$

分子形分率

$$\frac{1}{1 + 10^{pH - pK_a}}$$

pH 大 → 分子形小

塩基性薬物

$pK_a = 7$　　$pK_a = 9$

分子形分率

$$\frac{1}{1 + 10^{pK_a - pH}}$$

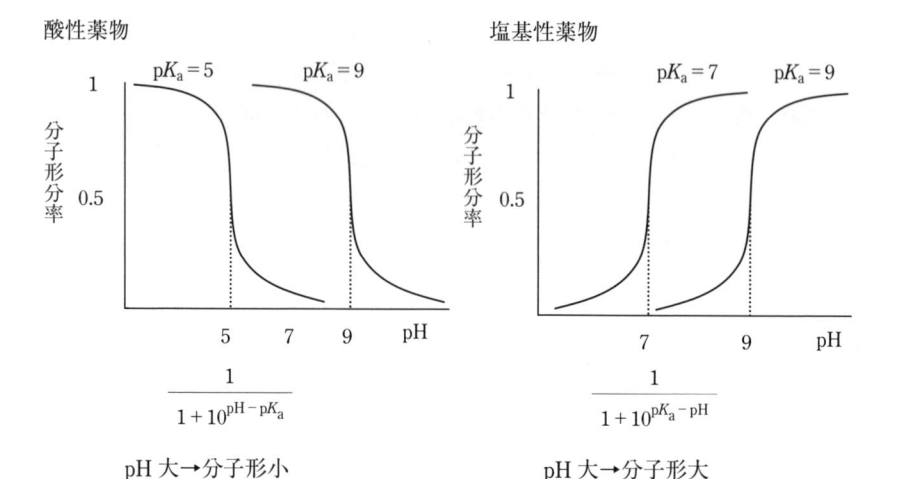

pH 大 → 分子形大

図 1.3　pH 分配仮説

問3 弱酸性薬物では，溶液のpHが上昇すると分子形の割合は減少する．

(解説) 薬物のpK_aが一定の時，弱酸性薬物では，溶液のpHが上昇すると式1.5の分母の値が大きくなるので分子形の割合は減少する．一方，弱塩基性薬物の場合は，pHが上昇すると式1.6の分母の値が小さくなるので分子形の割合は大きくなる．

単純拡散のみによって膜を透過し小腸から吸収されるpK_aが5の弱酸性薬物AとpK_aが9の弱酸性薬物Bの例について考えてみる．小腸管腔内のpHを7とすると，式1.5より，薬物Aと薬物Bの分子形の割合は以下のように計算できる．

$$\alpha_{薬物A} = \frac{1}{1+10^{7-5}} = \frac{1}{1+10^2} = \frac{1}{1+100} = \frac{1}{101} = 約0.01 \quad (式1.7)$$

$$\alpha_{薬物B} = \frac{1}{1+10^{7-9}} = \frac{1}{1+10^{-2}} = \frac{1}{1+0.01} = \frac{1}{1.01} = 約1 \quad (式1.8)$$

すなわち，小腸で薬物Aはほとんどイオン形として，薬物Bは逆にほとんど分子形の状態で存在していることがわかる．薬物Aと薬物Bの分子形の脂溶性が同程度ならば，ほとんど分子形で存在している薬物Bのほうが膜を透過しやすく，小腸から吸収されやすいことがわかる．（○）

問4 弱塩基性薬物では，溶液のpHが上昇すると分子形の割合が増加する．

(解説) 単純拡散のみによって膜を透過し糸球体ろ過と尿細管再吸収を受け腎から排泄される，pK_aが7の弱塩基性薬物Cの例について考えてみる．尿細管腔内のpH，すなわち尿のpHが6から8へ上昇したとすると，式1.6より，尿pHが6のときと8のときの薬物Cの分子形の割合は以下のように計算できる．

尿pHが6のとき，

$$\alpha_{薬物C} = \frac{1}{1+10^{7-6}} = \frac{1}{1+10^1} = \frac{1}{1+10} = \frac{1}{11} = 約0.09 \quad (式1.9)$$

尿pHが8のとき，

$$\alpha_{薬物C} = \frac{1}{1+10^{7-8}} = \frac{1}{1+10^{-1}} = \frac{1}{1+0.1} = \frac{1}{1.1} = 約0.9 \quad (式1.10)$$

すなわち，尿pHが6のとき薬物Cは大部分がイオン形として，尿pHが8のときは逆に大部分が分子形の状態で存在していることがわかる．したがって尿pHが6のときと比べて，多くが分子形で存在している尿pHが8のときに薬物Cは膜を透過しやすく，尿細管から再吸収されやすく，腎排泄が低下することがわかる．（○）

10　1. 生体膜透過機構

1.4 ◆ 担体（トランスポーター）を介する輸送

1.4.1 Michaelis-Menten 式に従う輸送

> **問題 1.4**　薬物の膜透過速度を表す Michaelis-Menten 式に関する記述のうち，正しいものはどれか．
> 1　単純拡散により膜を透過する薬物の膜透過速度を説明するのに用いる．
> 2　Michaelis 定数が大きいほど，薬物の担体に対する親和性が高い．
> 3　類似物質の共存により競合阻害が起こり，見かけの Michaelis 定数が低下することがある．
> 4　薬物濃度が Michaelis 定数より著しく小さいとき，膜透過速度は薬物濃度にほぼ比例する．
> 5　薬物濃度が上昇すると，常に膜透過速度は上昇する．

解法のポイント　担体介在輸送での膜透過速度は濃度が大きくなると飽和する．

解　説
1　単純拡散による膜透過速度はフィックの法則で説明される．Michaelis-Menten 式は，担体介在輸送の場合に用いられる．
2　最大輸送速度 V_{max} の 1/2 となるときの基質濃度が Michaelis 定数である．Michaelis 定数が小さいとき，膜透過速度は基質濃度が上昇するとすぐに飽和することを示し，薬物が担体に対して親和性が高いことを表す．逆に Michaelis 定数が大きい場合，基質濃度が上昇してもなかなか飽和せず，担体に対して親和性が低いことを表す．
3　同じ担体で輸送される類似物質の共存により，担体の取り合いが起こり，競合阻害により膜透過速度は低下する．この場合，類似物質と薬物が同じ担体を取り合うので，薬物単独のときと

比べて担体に対する親和性は低下,すなわち見かけのMichaelis定数は大きくなる.
4 正しい.薬物濃度がMichaelis定数より著しく小さいとき,次ページ式1.12で示されるように,基質濃度が上昇すると膜透過速度は比例して上昇する.
5 膜に存在する担体の数には限りがあるので,単純拡散とは異なり,基質濃度が上昇してもある速度になるとそれ以上の上昇が起こらない頭打ち,すなわち飽和が起こる.

正解 4

◆ 1問1答 ◆

問1 促進拡散と二次性能動輸送による薬物の膜透過は,ともに担体が関与する.

解説 糖やアミノ酸などは生体に必要な物質であるが,水溶性であり単純拡散では生体膜を透過することが困難である.しかし,これらの物質は担体(トランスポーター)と呼ばれる膜輸送タンパク質を介して容易に細胞膜を透過する.様々な組織に多種多様な担体(トランスポーター)が発現しており,その中には生体外異物である薬物を認識し,細胞の外から中へあるいは細胞の中から外へと輸送する薬物トランスポーターが存在する.薬物トランスポーターは,大きく分けて,ABC(ATP-binding cassette,ATP結合カセット)トランスポーターと,SLC(solute carrier,溶質)トランスポーターの二つに分類される.

担体介在輸送は必要な駆動力によって,促進拡散,一次性能動輸送,二次性能動輸送に分けられる.(○)

問2 担体介在輸送による膜透過速度は,Michaelis-Menten式によって表される.

解説 担体介在輸送による膜透過速度vは,Michaelis-Menten式によって表される.(○)

$$v = \frac{V_{\max} \cdot C}{K_{\mathrm{m}} + C} \tag{式 1.11}$$

問3 K_{m}は物質の担体に対する親和性を表すMichaelis定数である.

解説 Michaelis-Menten式において,$V_{\max}$は最大輸送速度,K_{m}は物質の担体に対す

る親和性を表す Michaelis 定数である．透過速度と基質濃度の関係は図 1.4 で表され，K_m 値は $V_{max}/2$ となるときの基質濃度である．K_m 値が小さいほど基質と担体の親和性が高いことを表す．

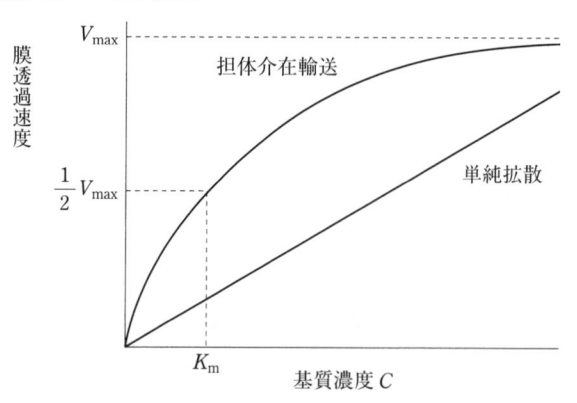

図 1.4 単純拡散と担体介在輸送における膜透過速度

基質濃度が K_m 値より十分に低いとき，$C \ll K_m$ のときには膜透過速度は，

$$v = \frac{V_{max}}{K_m} \cdot C \tag{式 1.12}$$

で近似して表すことができる．このときは，基質濃度が上昇するのに従い，膜透過速度も比例して上昇することがわかる．（○）

問 4 基質濃度が上昇すると，膜透過速度は最大輸送速度 V_{max} に近づく．

(解説) 基質濃度が K_m 値より大きい場合，すなわち $K_m \ll C$ のときには膜透過速度は，

$$v \fallingdotseq V_{max} \tag{式 1.13}$$

となり，膜透過速度は濃度が増加しても一定となる．例えば，一つの担体が 1 分間に 1 mg の薬物を輸送する能力をもち，この担体がある面積の膜に 20 個あったとする．そこに，10 mg の薬物がきても 1 分間に 10 mg を輸送することができ，20 mg きても 20 mg 輸送することができる．しかし，40 mg きたら，担体の数に限度があるので，その内の 20 mg しか 1 分間に輸送されない．このように輸送速度が頭打ちになる現象を飽和と呼ぶ．（○）

1.4.2 促進拡散

> **問題 1.5** 促進拡散に関する記述のうち，正しいものはどれか．
> 1 濃度勾配に逆らった輸送が起こる．
> 2 膜透過速度はフィックの法則で表される．
> 3 担体が関与し，輸送速度の飽和現象が起こる．
> 4 同じ担体で輸送される類似物質が共存しても，膜透過速度が変化することはない．
> 5 小腸上皮細胞の管腔側頂側膜には，促進拡散によりグルコースを輸送する担体が存在する．

解法のポイント　促進拡散による輸送は，担体介在，受動輸送，エネルギー不要である．

解説
1 促進拡散による輸送に担体（トランスポーター）は関与するが，エネルギーは使用せず，濃度勾配に逆らった輸送は行わなれない．
2 促進拡散による輸送は担体介在であり，Michaelis-Menten 式でその膜透過速度が表される．
3 正しい．担体の数には限りがあり，Michaelis-Menten 式で表されるように基質濃度が上昇すると，輸送速度がある一定値で頭打ちになる飽和現象がみられる．
4 同じ担体で輸送される類似物質が存在すると，担体の取り合いが起こり，薬物単独のときと比べて膜透過速度が減少する場合がある．
5 小腸上皮細胞の管腔側頂側膜には二次性能動輸送によりグルコースを輸送する担体が，血管側側底膜には促進拡散によりグルコースを輸送する担体が存在し，小腸管腔内の食物からのグルコースを循環血液中に移行させる吸収方向の輸送が行われる．

正解　3

1. 生体膜透過機構

◆1問1答◆

問1 促進拡散による輸送には担体が関与する．

(解説) 促進拡散は，基質の生体膜透過が担体（トランスポーター）を介するが，ATPのエネルギーを直接的，間接的に必要とせず，濃度勾配に従う輸送をいう．促進拡散型トランスポーターは，SLC（solute carrier，溶質）トランスポーターファミリーに分類される．（○）

問2 促進拡散を行う担体は，SLC トランスポーターに分類される．

(解説) 促進拡散としてよく知られているトランスポーターの一つに小腸，血液-脳関門，赤血球などで D-グルコース輸送を担う GLUT（SLC2A）ファミリーがある．例えば小腸上皮細胞では，管腔側刷子縁膜では二次性能動輸送型トランスポーターによりグルコースは Na^+ イオンと共輸送され細胞内に取り込まれるが，細胞内のグルコースは濃度勾配に従って側底膜の促進拡散型トランスポーターである GLUT2（SLC2A2）を介して血液中へと輸送される．（○）

問3 促進拡散により薬物を輸送する多種類の担体が存在する．

(解説) 促進拡散によりカチオン性薬物を輸送する OCT1（SLC22A1）やアニオン性薬物を輸送する OAT2（SLC22A7）など様々な担体が存在する．（○）

問4 同じ基質が異なる促進拡散型トランスポーターで輸送されることがある．

(解説) D-グルコースは促進拡散型トランスポーターの GLUT1（SLC2A1）および GLUT2（SLC2A2）の両者で基質となり輸送される．LAT1（SLC7A5）などアミノ酸を輸送する促進拡散型トランスポーターは多種類あり，一つのアミノ酸が複数の促進拡散型トランスポーターで輸送されることがある．（○）

1.4.3 一次性能動輸送

> **問題 1.6** 一次性能動輸送に関する記述のうち，正しいものはどれか．
> 1 一次性能動輸送はフィックの法則に従って進行する．
> 2 小腸上皮細胞の刷子縁膜に存在する Na^+/K^+-ATPase は，ATP を間接的に消費して働く．
> 3 P-糖タンパク質による薬物輸送は，一次性能動輸送による．
> 4 小腸において，P-糖タンパク質は薬物の吸収を促進させる．
> 5 肝細胞毛細胆管側膜には，一次性能動輸送を行う担体は存在しない．

解法のポイント 一次性能動輸送による輸送は，担体介在，能動輸送，ATP を直接エネルギーとして使用である．

解説
1 一次性能動輸送は担体介在であり，Michaelis-Menten 式でその膜透過速度が表される．
2 イオン輸送型ポンプの Na^+/K^+-ATPase は，小腸上皮細胞や腎尿細管上皮細胞では血管側側底膜に存在する．Na^+/K^+-ATPase は 1 分子の ATP が ADP に加水分解されるエネルギーを利用し，3 分子の Na^+ を細胞内から細胞外へ排出し，それと同時に 2 分子の K^+ を細胞内へ濃縮的に取り込む輸送を行い，細胞外では Na^+ 濃度が高く，細胞内では K^+ 濃度が高いイオン分布を形成する．
3 正しい．P-糖タンパク質（ABCB1）は ABC トランスポーターファミリーに属し，ATP を直接利用して薬物を細胞外へ排出する輸送を行う．
4 P-糖タンパク質は小腸上皮細胞の管腔側頂側膜に発現し，薬物を細胞内から細胞外の管腔側へ排出し，吸収を抑制する方向の輸送を行う．
5 P-糖タンパク質や多剤耐性タンパク質 2（MRP2，ABCC2）な

ど，一次性能動輸送を行う様々なABCトランスポーターが肝細胞毛細胆管側膜上に発現しており，薬物の胆汁中排泄を促進している．

正解　3

問題 1.7　P-糖タンパク質に関する記述のうち，正しいものはどれか．
1　ナトリウム勾配を駆動力とする．
2　シクロスポリンなど特定の薬物のみを基質として輸送する．
3　脳には発現していない．
4　薬物により発現が誘導されることがある．
5　競合阻害により尿細管のP-糖タンパク質が阻害されると，基質薬物の腎排泄が促進される．

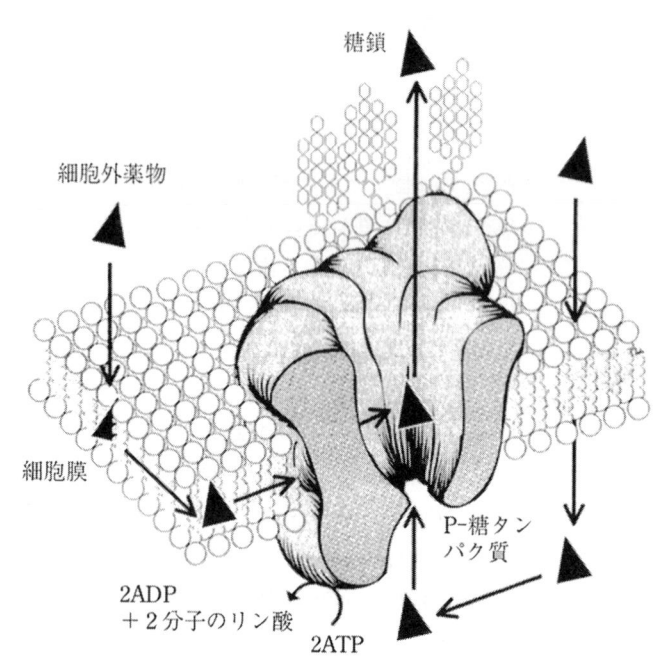

図 1.5　P-糖タンパク質による薬物輸送

1.4　担体（トランスポーター）を介する輸送　**17**

解法のポイント　P-糖タンパク質は，小腸，肝臓，腎臓，血液-脳関門などに発現し，多様な薬物を細胞内から細胞外へ排出する一次性能動輸送を行う．

解説
1　P-糖タンパク質は一次性能動輸送体であり，ATP を直接エネルギー源として利用する．
2　ビンクリスチン，ビンブラスチン，パクリタキセルなどの抗がん剤のほか，ベラパミル，ジゴキシン，キニジン，シクロスポリン，タクロリムスなど様々な薬物を基質として輸送する．
3　血液-脳関門を形成する脳毛細血管内皮細胞では循環血液側膜に発現し，薬物を脳内から循環血液側へ排出し，脳内移行を制御する働きを行う．
4　正しい．リファンピシンなどの薬物や食品成分の摂取により，P-糖タンパク質の遺伝子発現が上昇することがある．
5　P-糖タンパク質は腎尿細管上皮細胞では尿細管腔側頂側膜に発現しており，薬物の尿中への排泄を促進する働きを行う．そのため，P-糖タンパク質が阻害されると，細胞内から尿中への薬物排出が低下し，薬物の腎排泄が低下することがある．

正解　4

◆ 1 問 1 答 ◆

問 1　一次性能動輸送では濃度勾配に逆らった輸送が可能となる．
解説　能動輸送では，単純拡散や促進拡散による輸送とは異なり，濃度の低い方から高い方へと濃度勾配に逆らった上り坂輸送が行われる．濃度勾配に逆らった輸送のため，エネルギーが必要となる．能動輸送は細胞内 ATP のエネルギーを直接利用する一次性能動輸送と，一次性能動輸送により形成されたイオン勾配等を利用する二次性能動輸送の二つに分類することができる．（○）

問 2　一次性能動輸送は ATP を直接駆動力として使用する．
解説　一次性能動輸送には，ATPase と呼ばれるイオン輸送型ポンプと，ATP 結合部位をもつ ABC（ATP-binding cassette, ATP 結合カセット）トランスポーターの

2種類がある．ATP は細胞内に存在することから，一次性能動輸送の方向性は通常一定である．（○）

問3　P-糖タンパク質を介した薬物相互作用が起こることがある．
(解説)　P-糖タンパク質はベラパミル，ジゴキシン，キニジン，シクロスポリン，タクロリムスなど化学構造の異なる臨床上繁用される様々な薬物を基質として輸送するため，基質となる薬物同士を併用すると相互作用が起こることがある．また，リファンピシンなどを長期摂取することにより，遺伝子発現が上昇し，P-糖タンパク質が誘導され，P-糖タンパク質の基質となる他の薬物の体内動態を変化させる可能性がある．（○）

問4　ABC トランスポーターには遺伝的多型が存在するものがある．
(解説)　最近，P-糖タンパク質などの ABC トランスポーターにも遺伝的多型が存在することが報告され，一塩基多型（SNP）と ABC トランスポーターの発現変動や薬物の体内動態との関連についての研究が進められている．（○）

1.4.4　二次性能動輸送

> **問題 1.8**　二次性能動輸送に関する記述のうち，正しいものはどれか．
> 1　ATP の加水分解エネルギーを直接の駆動力とする．
> 2　D-グルコースは二次性能動輸送によってのみ輸送される．
> 3　ジペプチドは担体介在性輸送に従い，その駆動力はナトリウムイオン勾配である．
> 4　肝細胞には二次性能動輸送を行う担体は存在しない．
> 5　アミノ酸，核酸，水溶性ビタミン，金属など様々な物質を認識する多様な二次性能動輸送型トランスポーターが存在する．

解法のポイント　二次性能動輸送による輸送は，担体介在，能動輸送，イオン濃度勾配を駆動力として使用である．

解説　1　二次性能動輸送は ATP の加水分解エネルギーを直接利用せず，

一次性能動輸送によって形成されたイオン濃度勾配を駆動力として使用し，濃度勾配に逆らった輸送を行う．
2　グルコースを認識し輸送する促進拡散型トランスポーターと二次性能動輸送型トランスポーターの両者が存在する．両者ともSLCトランスポーターに分類される．
3　ジペプチドやトリペプチドはペプチドトランスポーターに認識され輸送される．ペプチドトランスポーターは細胞外から細胞内へのH^+勾配を駆動力として利用する．
4　肝細胞血管側膜にはNa^+濃度勾配などを利用し，胆汁酸やアニオン性薬物やカチオン性薬物などを二次性能動輸送により輸送する担体が多数存在する．
5　正しい．小腸，腎臓，肝臓，脳，胎盤，鼻，口，肺あるいはがん細胞など様々な組織に，グルコース，アミノ酸，核酸，リン酸，水溶性ビタミン，微量元素やアニオン性薬物，カチオン性薬物など様々な物質を基質として認識する二次性能動輸送型トランスポーターが存在する．

正解　5

問題 1.9　ペプチドトランスポーターに関する記述のうち，正しいものはどれか．
1　細胞内から細胞外へのH^+勾配を駆動力とする．
2　小腸上皮細胞では，血管側側底膜に発現する．
3　ジペプチドやトリペプチドなど栄養物質のみを基質として認識し輸送する．
4　抗ウイルス薬アシクロビルのバリンエステル体であるバラシクロビルは，ペプチドトランスポーターによって輸送され，小腸から吸収される．
5　競合阻害により尿細管のペプチドトランスポーターが阻害されると，基質薬物の腎排泄が低下することがある．

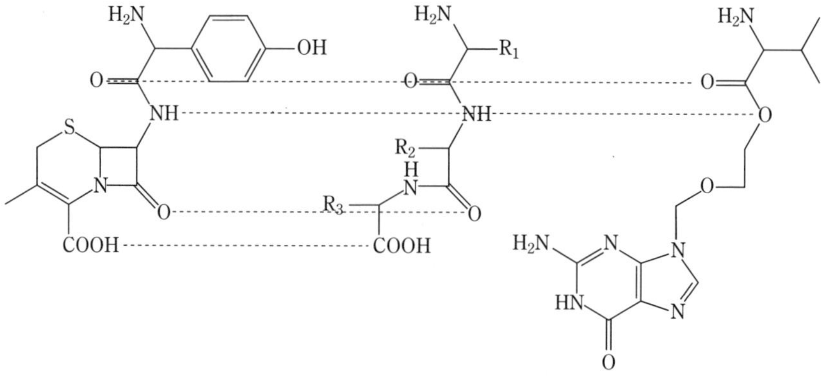

20　1. 生体膜透過機構

セファドロキシル　　　トリペプチド　　バラシクロビル

図1.6　ペプチドトランスポーターの基質

解法のポイント　ペプチドトランスポーターは，H^+勾配を駆動力としてジペプチドや$β$-ラクタム系抗生物質の一部を二次性能動輸送により細胞内へ取り込む．

解説

1　Na^+/K^+-ATPaseにより，Na^+濃度は細胞外で高く細胞内で低い濃度勾配が形成されている．このNa^+の濃度勾配を利用し，小腸上皮細胞管腔側刷子縁膜に存在するNa^+/H^+逆輸送体がH^+を細胞外へ排出する．管腔側に排出されたH^+は非撹拌水層に滞留し，低いpH（微環境pH，microclimate pH）が維持される．この細胞外から細胞内へのH^+勾配を駆動力としてペプチドトランスポーターは基質薬物を細胞内へ取り込む．

2　ペプチドトランスポーター（H^+/ペプチド共輸送体）として，PEPT1（SLC15A1）とPEPT2（SLC15A2）の2種類の遺伝子配列が明らかとなっている．PEPT1は主に小腸上皮細胞の管腔側に発現し小腸管腔からの薬物の吸収を，PEPT2は主に腎尿細管上皮細胞の管腔側頂側膜に発現し，尿からの薬物の再吸収をそれぞれ促進する働きを行う．

3　ジペプチドやトリペプチドなどのオリゴペプチド以外に，セフラジン，セフチブテン，セファドロキシルなどの$β$ラクタム系抗生物質の一部やカプトプリルやベスタチンなどの薬物もペプ

チドトランスポーターによって輸送される．

4　正しい．抗ウイルス薬のアシクロビルをバリンで修飾したプロドラッグであるバラシクロビルはペプチド結合をもたないが，ペプチドトランスポーターによって認識され輸送される．

5　ペプチドトランスポーターは腎尿細管上皮細胞では尿細管腔側頂側膜に発現しており，薬物の尿中からの再吸収を促進し，排泄を抑制する働きを行う．そのため，ペプチドトランスポーターが阻害されると，再吸収が低下し，薬物の腎排泄が上昇することがある．

正解　4

◆1問1答◆

問1　二次性能動輸送はATPを直接の駆動力としては使用しない．
解説　イオン輸送型ポンプであるNa$^+$/K$^+$-ATPaseによる一次性能動輸送により，Na$^+$濃度は細胞外では高く細胞内では低い濃度勾配が形成されている．このようなイオン濃度勾配の下り坂の輸送エネルギーと共役し，物質を濃度勾配に逆らった上り坂輸送を行うのが二次性能動輸送である．Na$^+$の濃度勾配のほかにH$^+$やCl$^-$などのイオン濃度勾配を利用し，二次性能動輸送を行うトランスポーターが存在する．二次性能動輸送型トランスポーターは，SLCトランスポーターファミリーに分類される．（○）

問2　駆動力のイオン勾配と基質薬物の輸送方向が同じ場合を共輸送と呼ぶ．
解説　イオン濃度勾配と同じ方向に基質が輸送される場合を共輸送，イオン濃度勾配とは逆方向に基質が輸送される場合を逆輸送と呼ぶ．（○）

22　1. 生体膜透過機構

単純拡散　促進拡散　一次性能動輸送　　共輸送　　逆輸送

二次性能動輸送

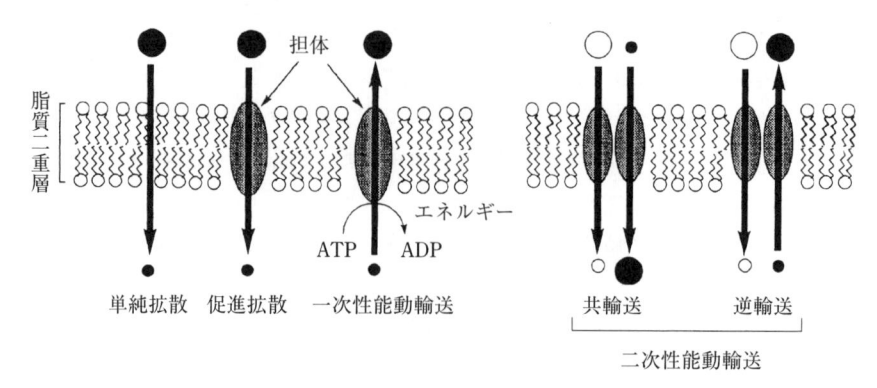

図1.7　膜輸送のメカニズム

問3　二次性能動輸送を行う担体は，SLCトランスポーターに分類される．

(解説)　小腸上皮細胞では，管腔側刷子縁膜に存在するNa$^+$/グルコース共輸送体（SGLT1，SLC5A1）により食事由来のD-グルコースはNa$^+$イオンと共輸送され，濃度勾配に逆らって細胞内に濃縮的に取り込まれる．細胞内のグルコースは濃度勾配に従って血管側側底膜の促進拡散型トランスポーターであるGLUT2（SLC2A2）を介して循環血液中へと輸送される．（○）

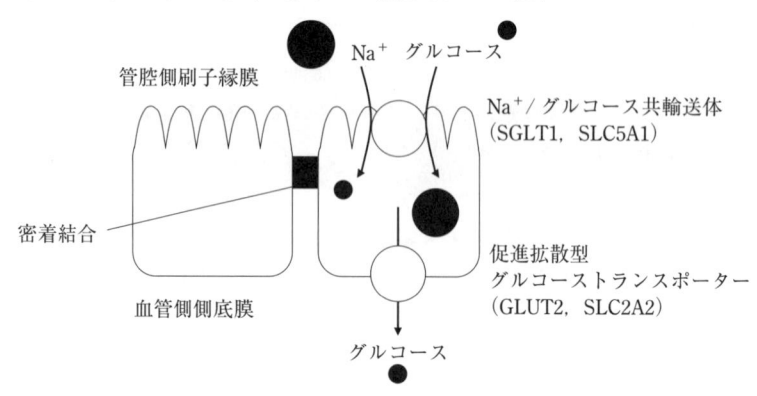

図1.8　グルコースの経細胞輸送

問4　セフラジンは水溶性であるが，ペプチドトランスポーターによって輸送され吸収されるため，経口投与で使用される．

(解説)　βラクタム系抗生物質のセフラジン，セフチブテン，セファドロキシルなどは水溶性であるがペプチドトランスポーターによって輸送されるため，小腸から

の吸収性が良く，経口投与で使用される．一方，同じセフェム系抗生物質であってもペプチドトランスポーターに認識されないセファゾリンの小腸からの吸収は低いため，注射薬として使用される．（○）

1.5 ◆ 膜動輸送

問題 1.10 膜動輸送に関する記述のうち，正しいものはどれか．
1 比較的大きな顆粒状物質を取り込む過程を飲作用という．
2 小さな粒子や溶解している物質を取り込む過程を食作用という．
3 細胞が持つ自発的な細胞膜の陥入によるものをレセプター介在性エンドサイトーシスという．
4 インスリンは液性エンドサイトーシスによって細胞内に取り込まれる．
5 ゲンタマイシンの腎毒性にはエンドサイトーシスが関与している．

解法のポイント タンパク質などの高分子が膜動輸送によって細胞内に取り込まれることを，エンドサイトーシスという．

解説
1 エンドサイトーシスは，取り込む物質の大きさによって二つに分類できる．$1\,\mu m$ 以上の比較的大きな顆粒状物質を取り込む過程を食作用（ファゴサイトーシス）という．
2 食作用で取り込まれるよりも小さな粒子や，溶解している物質を取り込む過程を飲作用（ピノサイトーシス）という．
3 受容体（レセプター）を介さず，非特異的に，本来細胞が持っている自発的に細胞膜が細胞内へ陥入するときに取り込まれる過程を，液性エンドサイトーシスという．
4 ある物質に特異的なレセプターを介して細胞膜にいったん吸着した後取り込まれる過程を，レセプター介在性エンドサイトーシスという．インスリンはレセプター介在性エンドサイトーシ

スによって細胞内に取り込まれる.
5 正しい.ゲンタマイシンなどアミノグリコシド系抗生物質の中には腎尿細管上皮細胞にエンドサイトーシスによって取り込まれ,腎毒性を引き起こすものがある.

正解　5

◆1問1答◆

問1　エンドサイトーシスは,タンパク質などの大きな分子や微粒子を細胞に取り込む機構である.

[解説]　タンパク質などの高分子は,単純拡散や担体介在輸送ではほとんど細胞膜を透過しない.しかし,細胞膜の一部がくびれて小胞を形成し,この小胞の中に包み込まれて細胞内に取り込まれるものがあり,これを膜動輸送という.これら物質の細胞内への取り込み過程にはエネルギーが必要であり,エンドサイトーシスと呼ばれる.細胞内から細胞外への膜動輸送をエクソサイトーシスという.エンドサイトーシスによって細胞内に取り込まれた物質が細胞内で分解されず,エクソサイトーシスによって細胞外へ排出され一方向性に輸送される場合をトランスサイトーシスという.(○)

問2　鉄と結合するトランスフェリンは血液-脳関門でエンドサイトーシスにより細胞内に取り込まれる.

[解説]　インスリンや鉄と結合するトランスフェリンは血液-脳関門でレセプター介在性エンドサイトーシスにより細胞内に取り込まれる.上皮細胞増殖因子(EGF)は肝臓や腎臓でレセプター介在性エンドサイトーシスにより細胞内に取り込まれる.(○)

2 吸　収

到達目標
1. 薬物の主な吸収部位を列挙できる.
2. 消化管の構造，機能と薬物吸収の関係を説明できる.
3. 薬物の吸収に影響する因子を列挙し説明できる.
4. 非経口投与後の薬物吸収について部位別に説明できる.
5. 薬物動態に起因する相互作用の代表的な例をあげ，回避のための方法を説明できる.

2.1 ◆ 消化管の構造と吸収

問題 2.1　次に示す消化管部位のうち経口投与された薬物の吸収に対する寄与が最も大きな部位はどれか.
1　口腔
2　食道
3　胃
4　小腸
5　大腸

解法のポイント　ヒトの消化管は口から肛門に至るまでの全長 7 m 程度の管状の臓器であるが，これは口腔，咽頭，食道，胃，小腸，大腸に大別される．これらの各部位の構造的特徴と薬物吸収への寄与については理解しておくべき基本事項である．

解　説　経口投与された薬物は，速やかに食道を通過した後，胃に到達する．そのため口腔粘膜や食道は経口投与された薬物の吸収部位とし

てはほとんど寄与しない．また，胃表面は平坦な構造をしているため表面積は小さく，また薬物吸収に寄与するようなトランスポーター等も存在しない．これに対して小腸は絨毛，微絨毛と呼ばれる特殊な構造を有しているのみならず，様々なトランスポーターが発現しており，これらの一部は薬物を基質として能動的に輸送する．そのため小腸は，経口投与された薬物の吸収部位として，大きな役割を担っている．一方，小腸に続く大腸は主に水分の吸収が主たる役割であると同時に，小腸ほどの表面積を有しておらず，経口投与された薬物の吸収に対する寄与は小さい．

正解　4

問題 2.2　以下に示す消化管各部位について，部位－長さ・容積－pH 環境の関係が正しい組合せはどれか．
1　胃　──────　500 mL　──────　pH 1～3
2　十二指腸　──　20～30 cm　──　pH 7～8
3　空腸　────　6 m　──────　pH 6～7
4　回腸　────　3 m　──────　pH 7～7.5
5　直腸　────　1.5 m　─────　pH 7.5～8

解法のポイント　ヒトの消化管のうち小腸，大腸はそれぞれ十二指腸，空腸，回腸と盲腸，結腸，直腸に細分化される．各部位の解剖学的生理学的特徴は吸収性を左右する重要な因子であるためしっかりと把握しておくことが重要である．

解　説　胃は成人でその容積が 1.5～2.5 L であるが，胃の上皮細胞は小腸等とは異なり絨毛を有していないため有効吸収表面積は小さく，薬物吸収に対する寄与は小さい．空腹時には胃酸分泌により pH 1～3 の極めて低い pH 環境にあり，約 90 分間隔のダイナミックな収縮運動を繰り返しているが，食後期には pH が 3～5 程度に上昇するとともに中程度の収縮運動が 3～4 時間持続することから，食

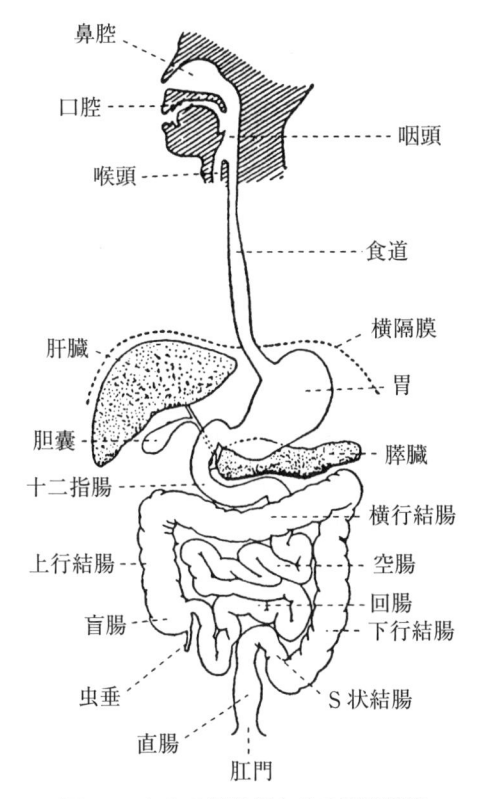

図 2.1 ヒトの消化管とその関連臓器
(瀬﨑 仁, 木村聰城郎, 橋田 充編 (2007) 薬剤学 [第 4 版], 廣川書店)

後に投与された薬物は食物と共に小腸へと移行する．したがって，食後投与された薬物は空腹時投与の場合と比較してゆっくりと小腸へと移行する．このような胃から小腸への移行速度（胃内容物排出速度：GER）の変化は小腸から吸収される薬物の吸収性に大きな影響を及ぼすことが知られている．

　十二指腸，空腸，回腸からなる小腸の上皮細胞は，絨毛と呼ばれる高さ数百 μm 程度の突起を有しており，さらにこの絨毛を構成する上皮細胞表面には高さ 1 μm のブラシ様の構造（刷子縁膜と呼ばれる）である微絨毛が存在する．そのため吸収有効表面積は極めて大きく 200 m^2 に達する．小腸を構成する部位のうち十二指腸は長

さ 20 〜 30 cm, pH 5 〜 6 の環境下にあり，この部分には総胆管や膵管が開口しており胆汁や膵液が分泌される．この部位からの薬物吸収の寄与は大きいものと考えられる．

　十二指腸に続く消化管部位である空腸および回腸は合わせて長さ 5 〜 6 m, pH は空腸で 6 〜 7, 回腸部で 7 〜 7.5 と下部へ向かうほど pH は上昇する．これら空腸および回腸も表面積が大きく，薬物吸収部位として大きく寄与している．盲腸，結腸，直腸を合わせた大腸は全長が 1.5 〜 2 m 程度であるが，その大部分は結腸であり直腸はわずか 12 cm 程度である．この部分の pH は回腸よりさらに上昇し，7.5 〜 8 程度である．大腸全体の役割として，結腸上部では主に水分の吸収を，下部は糞便の貯留を担っている．結腸粘膜の表面は小腸とは異なり絨毛が発達していないため有効表面積は小さく，薬物の吸収部位としての役割は小さいと考えられる．

重要事項

　消化管各部位の生理学的特徴は薬物吸収と密接に関係しているため必ず理解しておこう．

表 2.1　消化管各部位の解剖学的・生理学的特徴

消化管		長さ／大きさ	pH	通過時間
小腸	胃	1.5 〜 2.5 L	約 1 〜 3	約 1 〜 5 時間
	十二指腸	20 〜 30 cm	約 5 〜 6	小腸全体として 約 4 〜 5 時間
	空腸	2 m	約 6 〜 7	
	回腸	3 m	約 7 〜 7.5	
大腸	盲腸 結腸 直腸	大腸全体として 1.5 〜 2 m （約 12 cm）	大腸全体として 7.5 〜 8	大腸全体として 約 7 〜 15 時間

正解　4

◆ 1 問 1 答 ◆

問 1　胃酸分泌能は年齢と共に低下するため，高齢者では薬物吸収性に変化が生じることがある．

解説　胃酸分泌は年齢と共に低下することが知られている．そのため薬物の非解離形，

解離形の割合が変化し吸収に影響を及ぼすことがあるため注意を要する．低酸症，無酸症の患者でも同様である．（○）

問 2 単純拡散により吸収される弱塩基性薬物の場合，胃より pH が高い小腸のほうが一般的に吸収にとっては有利である．

解説 弱塩基性薬物は以下に示す Henderson-Hasselbalch の式より pH が高くなると非解離形分率が増加する．単純拡散により吸収される薬物は pH 分配仮説に従い吸収されるため，pH が高い小腸のほうが吸収には有利である．また，胃と比較して小腸のほうがはるかに表面積が大きいことも吸収に有利な要因となっている．（○）

Henderson-Hasselbalch 式

弱酸性薬物の場合　　$pH - pK_a = \log \dfrac{[解離形薬物濃度]}{[非解離形薬物濃度]}$

弱塩基性薬物の場合　　$pH - pK_a = \log \dfrac{[非解離形薬物濃度]}{[解離形薬物濃度]}$

問 3 小腸のみならず大腸にも種々のトランスポーターが存在しており，薬物の吸収に寄与している．

解説 大腸にも一部のトランスポーターは発現しているが，小腸と比較してはるかに少なく，薬物吸収への寄与は極めて小さい．（×）

問 4 大腸は小腸と比較してタンパク分解酵素活性が低いため，ペプチド性薬物の吸収部位として期待されている．

解説 大腸は表面積が小さいため吸収には不利であるが，小腸と比較してタンパク分解酵素活性が低く，またペプチド性薬物は微量で強い薬理効果を有するためその吸収部位として期待されている．（○）

2.2 ◆ 小腸からの吸収

問題 2.3 能動輸送を介して小腸から速やかに吸収される薬物はどれか.
1 カナマイシン
2 シクロスポリン
3 カプトプリル
4 ドキソルビシン
5 グリセオフルビン

解法のポイント 小腸刷子縁膜上にはSGLT1, OATP, MCT1, PEPT1, MDR1（P-糖タンパク質）等のトランスポーターが発現している. このうち, OATPやPEPT1等はそれぞれ陰イオン性薬物の一部, ペプチド結合を有するβ-ラクタム系抗生物質等の吸収に関与している. 一方, P-糖タンパク質のような排出系のトランスポーターは抗がん剤をはじめとして多くの薬物の吸収を妨げている. これらについては, トランスポーター名のみならず, 輸送される代表的な薬物と共に覚えておく必要がある.

解説 小腸刷子縁膜は食物中から栄養物質を吸収する場であるため, 多くのトランスポーターが発現している. その代表例の1つとして, Na^+依存的な二次性能動輸送（第1章参照）を行うNa^+/グルコース共輸送体（SGLT1）は側底膜側に存在するNa^+/K^+-ATPaseにより生じるNa^+勾配を駆動力とし, 管腔側から細胞内へD-グルコースを輸送する12回膜貫通型のタンパクである. 細胞内に取り込まれたD-グルコースは側底膜側に発現している促進拡散輸送担体GLUT2により血管方向へと輸送される. 一方, 薬物の輸送に関与するトランスポーターとして, 刷子縁膜上にはオリゴペプチドトランスポーターの1つであるPEPT1が発現しているが, このトランスポーターも12回膜貫通型の構造を有している. セファレキシン

やセフチブテン等のペプチド結合を有する β-ラクタム系抗生物質やACE阻害薬であるカプトプリルやエナラプリル等を輸送するなどPEPT1は幅広い基質認識性を示すことが知られている．またこれら以外にも，刷子縁膜上にはモノカルボン酸トランスポーター（MCT1）が発現しており，サリチル酸やベンジルペニシリン等が，同様にOATPによりフェキソフェナジン等の薬物が輸送されることが知られている．

　これに対して，ATPの加水分解により得られるエネルギーを直接利用して物質を輸送するATP結合カセットトランスポーター（ABCトランスポーター）の1つであるP-糖タンパク質は抗がん剤のみならず，シクロスポリンやジゴキシン，ベラパミル，ニフェジピン等極めて幅広い薬物を基質とし，細胞内から細胞外へと汲み出している．そのため，基質となる薬物の消化管透過性は物性から予想されるより極めて低くなる．このように小腸刷子縁膜上には，取り込み方向だけでなく，排出方向に働くトランスポーターも発現していることから，それらの機能と基質についてはしっかりと理解しておくべきである．

重 要 事 項

　小腸に発現している様々なトランスポーターについては，名称だけでなく発現部位や基質となる薬物例も覚えておこう．

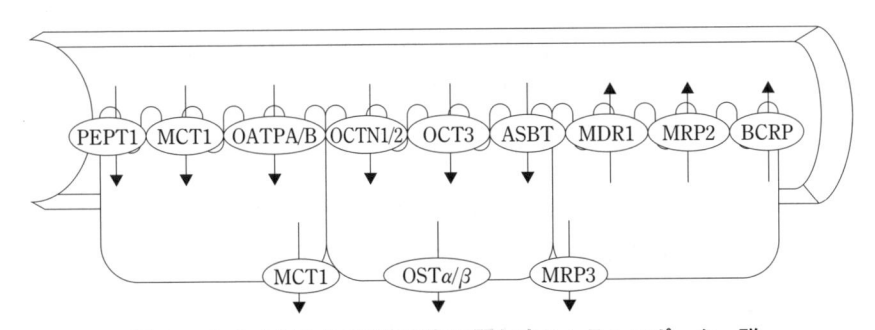

図2.2　ヒト小腸からの薬物吸収に関与するトランスポーター群
（辻　彰編（2008）トランスポータ科学最前線，京都廣川書店より一部改変）

2. 吸収

表 2.2 ヒト小腸刷子縁膜上に発現し薬物吸収に関与するトランスポーター

トランスポーター名	輸送方向	基質となる物質
OATP2	吸収	フェキソフェナジン，タリノロール等
MCT1	吸収	サリチル酸，ニコチン酸，ベンジルペニシリン等
PEPT1	吸収	セファレキシン，カプトプリル，バラシクロビル等
MDR1（P-gp）	排出	ドキソルビシン，ビンブラスチン，モルヒネ，ジゴキシン，ジルチアゼム等

(正解) 3

問題 2.4 小腸上皮細胞近傍の pH は管腔内の pH と若干異なることが知られているが，その原因と最も関連が深いものはどれか．
1 非撹拌水層
2 陰窩
3 パイエル板
4 密着結合
5 粘膜固有層

解法のポイント 小腸表面には非撹拌水層と呼ばれる層が存在しており，胃と比較して粘膜表面の環境が異なっている．胃の表面には，このような層が存在しないため，薬物の吸収は pH 分配仮説によく合致する．これに対して小腸では，非撹拌水層の存在に伴い微環境 pH が形成されるため pH 分配仮説に従わない吸収が認められる場合がある．これら微環境 pH や非撹拌水層などの用語はしっかりと理解しておく必要がある．

解　説 小腸刷子縁膜表面には蠕動運動によっても十分に撹拌できない層（非撹拌水層）が存在する．一方，小腸刷子縁膜表面の Na^+/H^+ 逆輸送系により管腔内へと汲み出された H^+ は，非撹拌層の存在によりこの部位に滞留し，その結果，管腔内より pH がわずかに低い環境（微環境 pH；microclimate pH）が保たれる．薬物によっては，

このわずかな pH の差により非解離形の割合が変化するため，管腔内の pH からの予測とは異なる吸収動態を示すことがある．さらに，物質が小腸上皮細胞から吸収されるためには，この非撹拌水層を必ず通過する必要があるため，薬物の物性と非撹拌水層の透過性の関係も吸収に大きな影響を及ぼす可能性がある．

また，問題中の小腸粘膜に関する名称，語句については以下の図 2.3 を参照すること．なお，パイエル板とは小腸下部を中心に多く見られる消化管免疫機構（GALT）を担う器官の1つである．

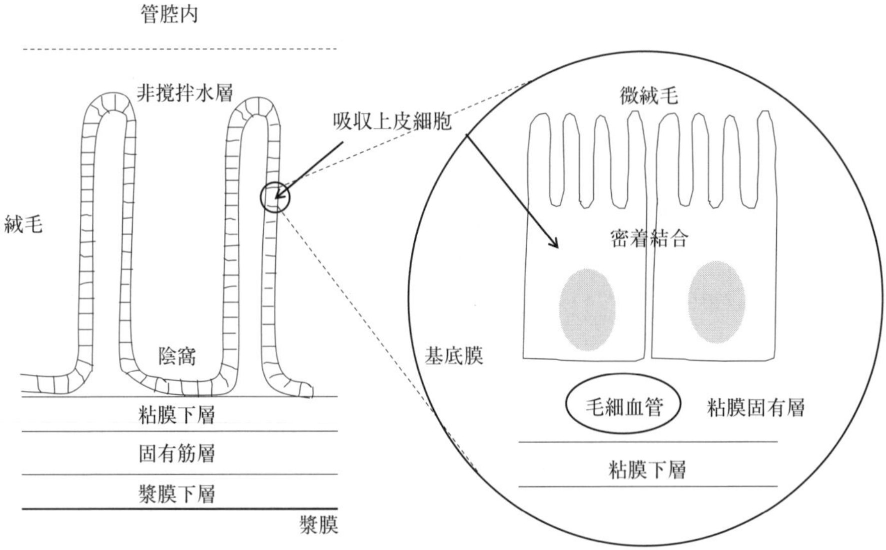

図 2.3 小腸粘膜の構造

[正解] 1

◆ 1問1答 ◆

問 1 アミノグリコシド系抗生物質ゲンタマイシンはアミノ酸トランスポーターを介して小腸から速やかに吸収される．

[解説] アミノグリコシド系抗生物質は膜透過性が極めて悪く，消化管からほとんど吸収されないため，通常経口投与では用いられない．（×）

2. 吸収

問2 アスピリンの小腸からの吸収がpH分配仮説から予想されるよりも良好なのは，微環境pHが存在することに起因する．

(解説) 微環境pHの存在により消化管近傍のpHは管腔内pHより低く保たれている．したがって，管腔内pHから予測されるよりも小腸粘膜近傍におけるアスピリンの非解離形分率は高いため吸収は良好である．（○）

問3 小腸刷子縁膜には促進拡散によりD-グルコースを細胞内に取り込むGLUT2が発現している．

(解説) D-グルコースは小腸刷子縁膜側に発現するSGLT1を介して能動輸送により細胞内に取り込まれた後，基底膜側に発現するGLUT2を介して促進拡散により細胞外へと輸送される．（×）

問4 ジゴキシンはP-糖タンパク質の基質であるため小腸から速やかに吸収される．

(解説) P-糖タンパク質は小腸や血液-脳関門（BBB）に発現している排出系のトランスポーターであるため，基質薬物の膜透過を制限することにより生体防御機構としての役割を果たしている．（×）

問5 小腸上皮細胞の密着結合部を介して吸収される薬物は，分子量の極めて小さな水溶性分子に限定される．

(解説) 小腸上皮細胞間は密着結合（タイトジャンクション）と呼ばれる極めて堅固な結合様式により結合しており，ほとんどの薬物の通過を制限しているが，例外的に水溶性でかつ極めて低分子の化合物のみが通過可能である．（○）

2.3 ◆ 小腸からの吸収に及ぼす影響

問題2.5 リボフラビンの消化管吸収を増大させる要因として正しいものはどれか．
1 食物の摂取
2 メトクロプラミドとの併用投与
3 胃内容物の浸透圧低下
4 胃内容物の粘度の低下

5　緊張状態

解法のポイント　一般の薬物は胃内容物排出速度（GER）の低下に伴い吸収は減少するが，小腸上部局所から担体を介して吸収される薬物の場合には逆に吸収が増大する．本問は後者の例であるが，どのような場合にGERは変化（上昇・低下）するのかを理解しておくと共に，GERの低下に伴い吸収が増大する薬物も存在することを知っておく必要がある．

解　説　消化管からの薬物の吸収性は，① 薬物分子固有の性質のみならず，② 生体側の要因や ③ 製剤学的な要因により影響を受けることが知られている．① の薬物の吸収性に影響を与える薬物分子固有の性質としてpK_aや膜透過性あるいは代謝性などがあげられる．これらの性質は個々の薬物において通常は変化することはない．

　本問題は薬物の吸収性に及ぼす生体側の要因のうち胃内容排出速度（GER）と薬物の消化管吸収性の関係について問うものである．一般にGERが低下すると薬物の吸収は減少し，逆にGERが上昇すると薬物吸収は増大する．GERを低下させる要因として，食物の摂取や胃内の高浸透圧，高粘度の状態，精神作用の低下や抗コリン作動薬，三環系抗うつ薬，麻薬等の投与があげられる．食物を摂取することにより胃内で食物と混じり合うため，空腹時投与と比較して胃からの排出は遅延するが，脂肪食摂取の場合，特にGERは低下することが知られている．また，胃内が高浸透圧や高粘度になるとGERを低下させるため，シロップ剤投与の場合等には，これらの影響に注意を払う必要がある．また上記の薬物群は消化管蠕動運動を抑制させることが知られていることから，これらの薬物を併用する際には吸収性の低下が予想される．

　逆にGERを上昇させる要因として，空腹状態や緊張・不安状態や，右側を下にした横臥体位があげられる．また，メトクロプラミドを併用した場合には，消化管の蠕動運動を亢進させることによる吸収性の増大が想定される．

以上のように一般の薬物に対してはGERの低下は吸収の減少に，GERの上昇は吸収の増大につながるが，吸収部位が局在しており，担体輸送が関与する薬物の場合には逆の影響が生じることになる．リボフラビンは小腸上部に局在するトランスポーターを介して吸収されることが知られているが，この薬物の場合，GERが上昇すると一度に大量の薬物がトランスポーター局在部に到達することになり，トランスポーターの輸送活性は飽和に達し吸収性は低下する（図2.4）．これに対して，GERが低下した際には，薬物が吸収部位へと徐々に輸送されるため効率よく能動輸送が行われ吸収は増大する．また例外薬物として，脂肪食摂取によりGERが低下した際にグリセオフルビンなどの難溶性薬物を投与すると，脂肪食摂取により胆汁の分泌が亢進しているため，難溶性薬物の吸収性は空腹時より増大することがある．これは難溶性薬物が胆汁酸により形成されるミセル内部に取り込まれ，見かけ上溶解性が改善し吸収されやすくなったためであると考えられる．

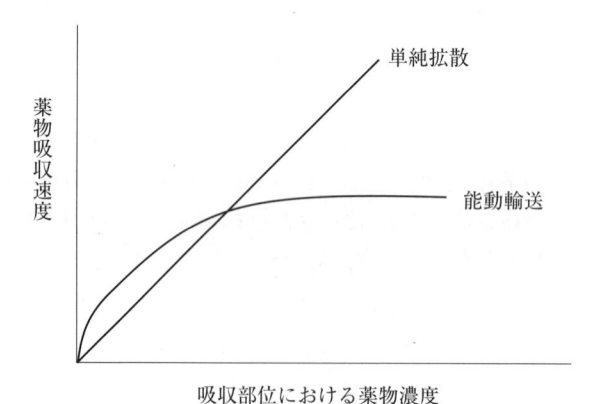

図2.4　吸収部位における薬物濃度と吸収速度の関係

薬物の吸収性に及ぼすその他の生体側の要因として，膜透過速度≫血流速度の関係にある薬物（血流律速の薬物）の吸収は血流速度の影響を大きく受けるため，何らかの理由により血流が低下すると吸収性も低下することになる．以上，薬物の吸収性に及ぼす因子については整理して理解しておく必要がある．

2.3 小腸からの吸収に及ぼす影響

重要事項

薬物の吸収に影響を及ぼす因子のうち，GER の変化に関連するものは必須である．必ず理解しておこう．

表 2.3 GER に影響を及ぼす様々な因子

GER 低下（GET 延長）	生理的要因	摂食
	併用薬による要因	抗コリン薬（プロパンテリン），麻薬（モルヒネ），三環系抗うつ薬（イミプラミン）等，胃内容物の浸透圧上昇や粘度の増加
GER 上昇（GET 短縮）	生理的要因	空腹，緊張状態，右側を下にしての横臥位
	併用薬による要因	制吐剤（メトクロプラミド）胃内容物の浸透圧低下や粘度の減少

正解　1

問題 2.6 消化管からの薬物吸収速度が低下する可能性のある因子はどれか．ただし，薬物は溶解速度律速とする．
1　塩の使用
2　水和物の使用
3　粒子径の減少
4　無晶形の使用
5　準安定形の使用

解法のポイント　薬物の消化管吸収性に影響する因子は大きく生体側の要因と製剤側の要因に大別され，生体側の要因は前述した通りである．溶解速度律速となるような薬物の場合，製剤学的要因により薬物の溶解速度や溶解度の違いが消化管からの吸収速度や吸収性に影響を与える可能性がある．どのような製剤を使用すると，その違いが消化管吸収性に影響を与えるかについて整理し理解しておく必要がある．

解　説　薬物の吸収性に及ぼす要因のうち製剤学的な要因の1つとして

溶解速度があげられる．医薬品は様々な製剤として投与されるが，いずれの場合も薬物の溶出が生じた後に消化管から膜透過し，吸収されることになる．したがって溶出速度と膜透過速度を比較した場合，溶出速度≫膜透過速度の関係であれば薬物吸収は膜透過律速となり溶出速度はそれほど吸収には影響しない．これに対して溶出速度≪膜透過速度の関係にある場合には溶出速度は吸収に大きな影響を及ぼすことになる．製剤からの薬物溶出速度に影響を与える因子として粒子径があげられるが，粒子径は小さいほど表面積が大となり溶解速度は大きくなる．これはNoyes-Whitneyの式において薬物の溶解速度と薬物粒子の表面積が比例関係にあることからも理解できる．また結晶多形のうちの準安定形や，規則的な配列を有さない無晶形等はいずれも安定形結晶と比較して，溶解速度が大きいことが知られている．さらに，無水物等とすることで水和物等の溶媒和物より溶解速度が大きくなったり，塩を形成することで遊離酸や遊離塩基より溶解速度が顕著に増大したりする．このような方法により製剤学的に溶解度や溶解速度の増大が可能であることを利用して，吸収性の良い医薬品が開発されている．

正解　2

◆1問1答◆

問1 グリセオフルビンは膜透過性が低いために経口投与時の吸収性が悪い薬物である．

(解説) グリセオフルビンは難水溶性の薬物の代表であり，溶解性が低いために吸収性が悪い．（×）

問2 リドカインは初回通過効果が大きいために経口投与時の生物学的利用率が悪い薬物である．

(解説) その他にイミプラミンやニトログリセリン，プロプラノロール等も初回通過効果の大きな薬物の代表例である．（○）

問3 モルヒネを経口投与すると胃内容物排出速度（GER）が上昇し，併用薬物の

吸収性を増大させる.
(解説) モルヒネは GER を低下させることが知られており，併用して経口投与された薬物の消化管吸収性は低下する.（×）

問4　高脂肪食を摂取すると胆汁の分泌量が上昇し，難水溶性の薬物の消化管吸収性が増大する.
(解説) 胆汁は胆汁酸と呼ばれる界面活性作用を有する物質が主成分であるため，胆汁の分泌が増えると難水溶性物質の溶解性が増大し消化管吸収性は増大する.（○）

問5　アンチピリンの消化管からの吸収は，吸収部位の血流速度に依存する.
(解説) アンチピリンは膜透過性が高く，その吸収は血流律速であるため吸収部位における血流速度に依存する.（○）

2.4 ◆ 直腸からの吸収

> **問題 2.7** 以下に示す投与部位からの薬物吸収において，肝臓での初回通過効果を回避できない可能性がある部位はどれか.
> 1　眼
> 2　口腔
> 3　肺
> 4　皮膚
> 5　直腸

解法のポイント　医薬品の中には，非経口投与製剤として使用されるものがある．その理由は個々の薬物の有する性質により様々であるが，肝臓での初回通過効果を回避する目的であることがとりわけ多い．しかし，すべての非経口投与法で初回通過効果が回避できるのではなく，特殊な例として直腸投与の際には，吸収部位によって初回通過効果を回避できない場合があることを理解しておく必要がある．

解　説　一般に薬物を非経口投与法により投与する利点として初回通過効果の回避が可能であることがあげられる．実際ほとんどの非経口投与の場合，肝臓における初回通過効果を回避することが可能であるが，直腸に薬物を投与した際にはその吸収部位により肝初回通過効果を回避できない場合がある．坐剤として直腸内に投与されると，薬物は坐剤の崩壊に伴い直腸壁から吸収される．この過程において坐剤の移動が小さく直腸下部より薬物が吸収される場合には，下腹部静脈および下部直腸静脈を経て全身循環血中へ移行するため，肝での初回通過効果は回避しうる．これに対して，直腸上部から薬物が吸収された場合には，小腸からの吸収と同様，門脈を介して肝へと移行するため初回通過効果を受けることになる．したがって直腸投与では吸収される部位によって肝初回通過効果を回避できる場合とできない場合があることに注意すべきである．さらに直腸の膜透過性は小腸と比較して低いことから，直腸から吸収させることによりかえって吸収が低下してしまう場合もある．

重 要 事 項
直腸からの薬物吸収は，吸収部位により変化することに注意を要する．

〔正解〕　5

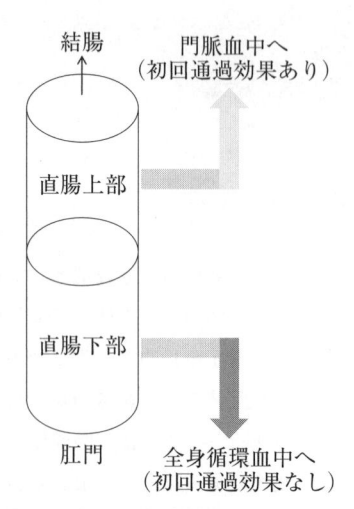

図 2.5　直腸投与時の薬物吸収部位と初回通過効果の関係

2.4 直腸からの吸収

問題 2.8 経口投与よりも直腸投与に利点があると考えられる薬物は次のうちどれか.
1　インドメタシン
2　ベンジルペニシリン
3　L-ドーパ
4　エナラプリル
5　セフラジン

解法のポイント　直腸への薬物投与が有効な場合として，肝における初回通過効果の回避以外に，薬物の有する性質として消化管障害性を有する場合などがある．その他にも，患者のQOLの観点から薬物の投与部位や投与方法が決定されている例も存在する．

解説　直腸の中でも下部から吸収された場合には，薬物は肝へ移行することなく全身循環へと移行するため初回通過効果を回避することができる．一方，直腸上部より吸収されると，その一部は初回通過効果を受けることが知られている．一般に薬物の直腸への投与を行う際の最も大きな理由は初回通過効果回避であるが，それ以外にも直腸投与を行う利点がある．例えば，消化管，特に胃内での安定性が極端に悪い薬物に対しては直腸投与が有効な投与方法となる．またインドメタシンや，ジクロフェナクナトリウムのように胃に対する障害性が大きい薬物の場合には，経口投与を避け直腸投与を行うことにより消化管障害は回避できる．さらに，嚥下困難な患者や小児など，口を介する薬物の摂取が難しい患者に対しても，薬物の直腸投与は有効な投与方法となりうる．

正解　1

◆1問1答◆

問1 直腸の膜透過性は小腸と比較すると極めて悪いため、全身作用を期待する薬物が直腸に投与されることはない.

(解説) 直腸の膜透過性は悪いが、直腸下部から吸収された薬物は門脈を経ずに直接全身循環血中に移行するため、全身作用を期待した薬物の投与部位として用いられる. (×)

問2 経口投与が困難な乳幼児の薬物投与に直腸投与が行われることがある.

(解説) 直腸投与は、薬物の初回通過効果の回避以外に経口投与困難な乳幼児や患者に対する投与法として有用な方法である. (○)

問3 初回通過効果が大きな薬物を直腸投与すると生物学的利用率は必ず経口投与よりも高くなる.

(解説) 初回通過効果の回避を期待して薬物の直腸投与が行われるが、直腸上部から吸収された薬物は門脈に流入し初回通過効果を受けることになるので、生物学的利用率は"必ず"高くなるとは限らない. (×)

問4 直腸からの薬物吸収は、他の消化管部位からの吸収と同様pH-分配仮説に従う.

(解説) 直腸粘膜表面も他の消化管部位と同様上皮細胞から構成されており、pH-分配仮説に従った吸収が行われる. (○)

2.5 ◆ 注射部位からの吸収

問題2.9 以下に示す投与部位からの薬物吸収において、生物学的利用率がほぼ100％に近い値を得られる部位はどれか. ただし、投与部位局所における薬物の分解はないものとする.
1 皮膚
2 筋肉内
3 眼

```
    4  小腸
    5  大腸
```

解法のポイント　医薬品の注射による投与には静脈内，動脈内，皮下，筋肉内等の投与部位があり，いずれも高い生物学的利用率が得られる．このうち，皮下投与や筋肉内投与は吸収過程が存在するが，経口投与と比較すると吸収性は良く，またばらつきも小さい反面，頻回投与が必要な場合には患者のQOLは著しく低下することになる．

解説　注射による投与では，脈管系に直接投与する場合には吸収過程を考慮する必要はないが，筋肉内や皮下投与の場合には吸収過程が存在する．筋肉内は血管系のみならずリンパ系も発達していることから吸収は速やかである．一方，皮下組織の構造は間隙に富んでいるため，皮下投与された薬物も速やかに毛細血管から吸収される．これらの部位に投与された薬物の吸収に影響を及ぼす因子としては薬物の脂溶性の度合い，分子量，タンパク結合率の他に，注射剤の組成等も投与部位での薬物の動態に影響を与えることが知られている．近年では，投与部位からの薬物吸収の特徴をうまく利用した薬物送達システム（DDS）が開発されている．

正解　2

問題 2.10　薬物を筋肉内注射により投与する際，毛細血管壁を介して吸収可能な薬物のおよその最大分子量として正しい値は次のうちどれか．

```
    1  ～100
    2  ～500
    3  ～1000
    4  ～5000
    5  ～10000
```

2. 吸収

解法のポイント　筋肉内に投与された薬物は，毛細血管あるいはリンパ管を介して全身循環血中へと移行する．毛細血管の血管壁は多孔性であるため，かなり大きな分子量のものまで血管壁を通過することができる．一方，リンパ管系も同様に発達しており，毛細血管に流入できない大きさのものはリンパ管を介して吸収されることになる．筋肉内に高分子薬物が投与される例があるが，その具体的な吸収ルートを理解しておく必要がある．

解説　筋肉内に投与された薬物は，いったんデポ（depot）と呼ばれる貯留槽を形成し，そこから筋肉内を拡散した後，毛細血管あるいはリンパ管へと流入する．

一般に，毛細血管の透過性は高いが，分子量の増大につれて毛細血管への移行性は低下する．分子量が5,000程度までは毛細血管内への流入が可能であるが，これを超えると毛細血管壁よりもルーズな構造をしており，透過性の高いリンパ管へと流入する．リンパ

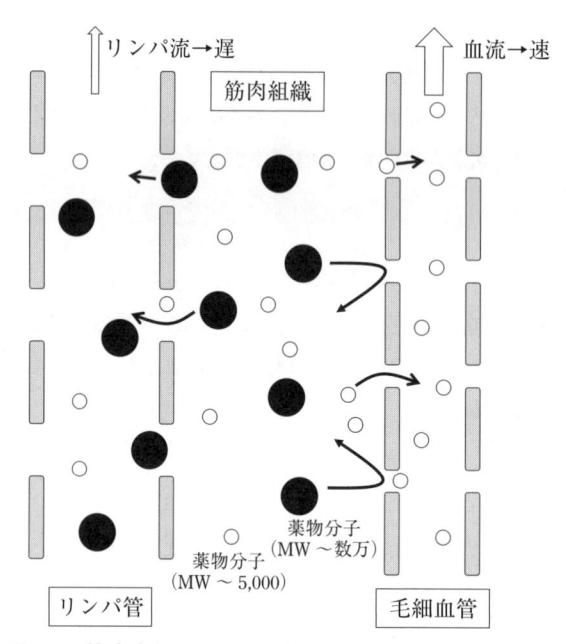

図2.6　筋肉内投与時の薬物の分子量とその移行性の関係

管を介して吸収される場合，分子量数万までの吸収が可能であることが知られている．

正解 4

◆1問1答◆

問1 皮下，筋肉内への薬物投与では，速やかに血中へと薬物が移行するため吸収過程は存在しない．
解説 皮下や筋肉内に投与された薬物は，結合組織中を経て毛細血管やリンパ管へと移行する．この移行過程が吸収過程に相当する．脈管系へ直接薬物を投与しない限り，吸収過程は必ず存在する．（×）

問2 皮内投与はツベルクリン反応など検査のための投与方法である．
解説 皮内は検査時における投与部位であるが，皮下や筋肉内へは疾病の治療を目的として薬物が投与される．（○）

問3 フェニルブタゾンを注射剤として筋肉内に投与すると，組織中のタンパクと結合するため吸収が遅延する．
解説 その他にフェニトインやジアゼパム等の薬物も組織中タンパクと結合するため薬物の吸収が遅延するが，これらはいずれも血漿中タンパクとの結合性も非常に高い薬物である．（○）

問4 筋肉内に投与された薬物の吸収は薬物自体の性質に依存し，注射液のpHや粘度には依存しない．
解説 投与部位が筋肉内の場合，投与後デポと呼ばれる液だまりを形成した後吸収されるため，注射液のpHや粘度により薬物の存在状態や薬物の筋肉内移行性が影響を受け吸収が変化することがある．（×）

問5 経口投与で吸収の悪い薬物は筋肉内投与した場合においてもその吸収性は悪い．
解説 消化管内での安定性や消化管膜透過性が悪い薬物や，初回通過効果が著しく大きい薬物の場合，筋肉内投与することにより吸収性は増大する．（×）

2.6 ◆ 口腔, 鼻腔, 肺, 皮膚からの吸収

問題 2.11 以下に示す薬物投与部位のうち吸収有効表面積が最も広い部位はどれか.
1 肺
2 鼻
3 口腔
4 皮膚
5 眼

解法のポイント 多くの医薬品は経口投与製剤として使用されるが, すべての薬物に対して経口投与製剤化が可能なわけではない. 薬物の性質により経口投与以外の方法で投与される場合がある. この際, 何故その投与部位が選択されているかを知るためには, それぞれの投与部位からの薬物吸収の特徴を知ることが必要である.

解　説 現在市販されている医薬品は, その服用の簡便さにより6割以上が錠剤やカプセル剤に代表される経口投与製剤として使用されている. しかし有効成分の性質によっては, 経口投与製剤とすることにより十分な効果が得られない場合がある. 例えば, ① 経口投与後消化管内において速やかに分解してしまう, ② 消化管膜透過性が低い, ③ 小腸や肝における初回通過効果が極めて大きい, ④ 消化管に対して障害性を有する, などの性質を有する薬物の経口投与製剤化は望ましくない. このような薬物に対しては, 経口投与製剤以外の投与方法として, 呼吸器や皮膚等の投与部位が選択されることがある.

　　肺は, 吸入剤使用時の薬物吸収部位となるが, その特徴として極めて吸収性が良好であることがあげられる. これは肺の実質的な吸収部位である肺胞の上皮細胞が毛細血管と接しており, 細胞と血管

の厚みを合わせても1 μm以下と極めて薄いためである．通常，消化管膜を通過することができないイヌリン程度の高分子（分子量5,000）も，肺上皮細胞を通過することが知られている．また，肺胞の本来の機能がガス交換の場であるため，表面積が極めて大きいことも吸収が良好であることの一因となっている．一方，吸入剤として投与された薬物粒子の肺内での分布は，その粒子径により制限されている．すなわち10 μm程度より大きな粒子は気道内に，2〜10 μm程度では気管や気管支，細気管支内に沈着することが知られている．肺胞にまで到達させるためには0.5〜2 μm程度の粒子径にすることが必要であるが，それ以下であると一度吸い込まれた粒子が呼気と共に体外へ排出される可能性があり，粒子径の制御が吸収性に影響を及ぼす重要な因子となる．

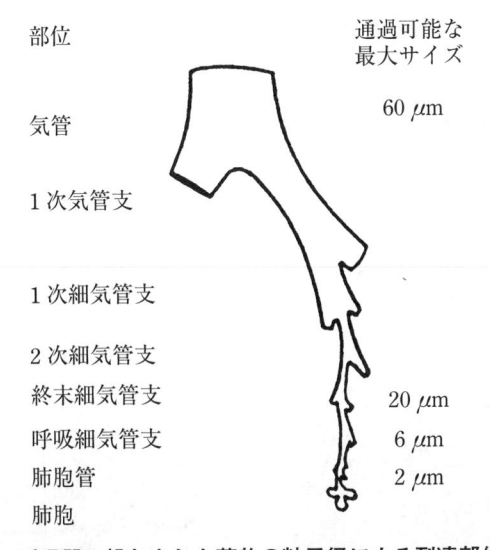

部位	通過可能な最大サイズ
気管	60 μm
1次気管支	
1次細気管支	
2次細気管支	
終末細気管支	20 μm
呼吸細気管支	6 μm
肺胞管	2 μm
肺胞	

図2.7 呼吸器に投与された薬物の粒子径による到達部位の違い
（瀬﨑 仁，木村聰城郎，橋田 充編（2007）薬剤学［第4版］，廣川書店）

鼻に投与された薬物は鼻粘膜より吸収されるが，鼻粘膜直下には脈管系が発達していることから鼻粘膜からの薬物吸収性は良好である．鼻粘膜からの薬物吸収は一般にpH分配仮説に従うことが知られている．鼻粘膜は種々の分解酵素，例えばペプチドやタンパクの

分解酵素等の活性が低いことから，ペプチド医薬品の投与部位として注目されている．現在，ペプチドホルモンの1つであるバソプレシンの誘導体であるデスモプレシンの点鼻薬が尿崩症治療薬として利用されている．

口腔粘膜を構成している重層扁平上皮細胞を介する薬物吸収は一般にpH分配仮説に従うことが知られている．口腔粘膜から吸収させる薬物の例として，ニトログリセリンや硝酸イソソルビドなど狭心症治療薬が舌下錠として利用されている．これらは口腔粘膜を介して吸収された薬物が直接循環血中へ移行するため肝初回通過効果を受けないことを利用したものである．

皮膚の構造は表皮，真皮，皮下組織の大きく3つに分類される．皮膚表面に投与された薬物は分配と拡散を繰り返しながら深部に移行し，真皮部分に存在する毛細血管から全身循環血中へと移行する．しかし，表皮に存在する角質層は堅固なバリア機能を有しているため薬物透過性は極めて低く，皮膚は主として脂溶性薬物の吸収経路として利用されている．皮膚に投与する製剤のうち全身作用を期待する薬物のための製剤の場合には，「経皮吸収型製剤」として第十

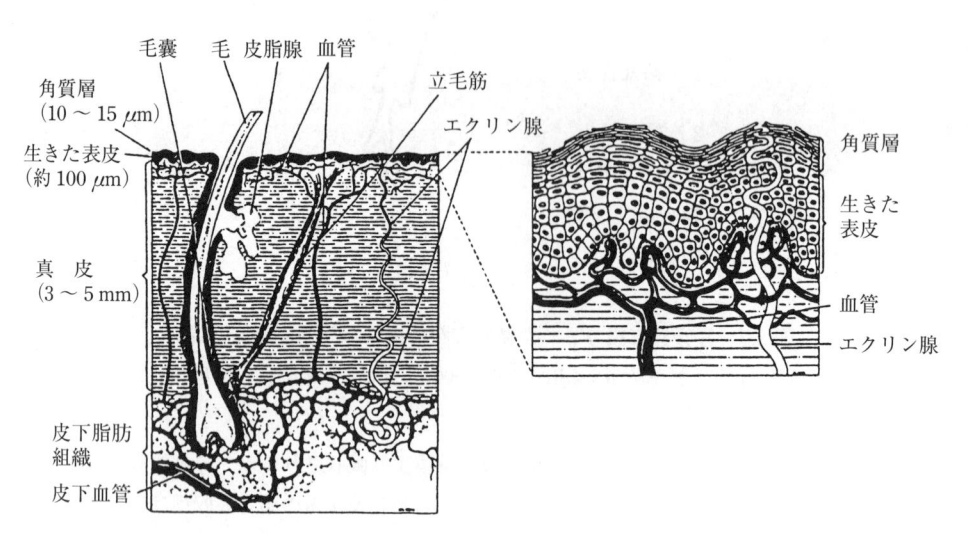

図 2.8 皮膚の構造

（橋田　充編，図解　夢の薬剤 DDS，薬業時報社）

五改正日本薬局方に収載されている．

　眼に対する薬物投与は，点眼剤を利用して行われるが，ほとんどの場合，結膜嚢など局所での作用を期待したものである．眼への薬物投与により全身作用を期待する場合には，薬物は角膜を通過し深部組織へと移行する必要があるが，多くの薬物に対して角膜はバリアとなる．また，点眼された薬物は涙液により速やかに消失してしまうことから，眼を薬物の投与部位として利用するためには多くの製剤学的工夫が必要になる．

　直腸に対する投与は，一般に坐剤を利用して行われる．直腸からの薬物吸収は極めて速やかであることが知られているが，小腸と比較して有効吸収表面積が小さいのが欠点である．また，吸収される部位によっては肝初回通過効果を受ける点も直腸からの吸収を考える上では重要である．

重要事項

各薬物投与部位について，それぞれを比較して特徴を理解しておこう．

表2.4　非経口投与時における薬物吸収の特性

薬物投与部位	初回通過効果の回避	吸収表面積	全身作用を期待する薬物の投与
眼	可	小	不可
鼻	可	小	可
肺	可	大	可
口腔	可	小	可
皮膚	可	小	可
直腸	吸収部位に依存	小	可

正解　1

問題 2.12　皮膚からの薬物吸収について正しい記述はどれか．
1　脂溶性の高い薬物はケラチンで満たされた細胞内を通過し吸収される．
2　真皮部分が薬物吸収に対する最大のバリアである．
3　皮膚は薬物透過性が悪いため，局所作用を期待した薬物限定

2. 吸収

の投与部位である．
4 毛穴，汗腺等の付属器官を介する吸収の表面積は約 10 % 程度を占める．
5 分配・拡散を繰り返しながら薬物は深部へと移行する．

解法のポイント 皮膚からの薬物吸収経路は 3 つに大別される．ほとんどの薬物は最外殻である角質層を介して吸収されるが，脂溶性の高い薬物は角質層実質細胞の間に存在する細胞間隙脂質のルートより吸収される．一方，比較的水溶性の高い薬物はケラチンを主構成成分とする角質層実質細胞を介して吸収されるが，その透過性は極めて悪い．汗腺や毛穴のような付属器官を介する吸収も認められるが，有効表面積は全体の約 0.1 % 程度と低いことが知られている．これらの吸収経路については整理して理解しておく必要がある．

解　説 皮膚の構造は表皮，真皮，皮下組織の大きく 3 つに分類される．真皮部分には毛細血管が存在しているため，皮膚表面から侵入した薬物は，この真皮部分の血流に乗って全身循環血中へと移行する．しかし，表皮中最外殻には角質層と呼ばれる堅固なバリアが存在するため，薬物透過性は極めて低いことが知られており，特に水溶性薬物に対しては極めて強固なバリア能を有している．これに対して脂溶性の高い薬物は，角質層を構成するケラチンタンパクの間を埋める細胞間隙路（脂質間隙部）を介して良好に吸収されることから，皮膚は主として脂溶性薬物の吸収経路として応用されている．その例としてスコポラミンやニトログリセリンが全身作用を期待した経皮吸収型製剤として古くから応用されている．一方，前述のように水溶性薬物に対する高いバリア機能に対しては電気的な力を利用することにより吸収させようとするイオントフォレシス等の物理的吸収促進法が近年注目されている．

正解 5

◆1問1答◆

問1 肺は皮膚や口腔と比較して高分子薬物の吸収に有利な薬物投与部位である．
解説 肺の上皮細胞は他の部位の上皮細胞と比較して極めて薄いことから高分子の膜透過性及び吸収性は高いことが知られている．（○）

問2 イオントフォレシスとは皮膚へ薬物を投与する際に，皮膚の水和を利用して吸収を高める方法のことである．
解説 イオントフォレシスとは皮膚に電場を与えることにより，薬物の経皮吸収を促進するもので，物理化学的経皮吸収促進法の1つである．（×）

問3 肺へ薬物を投与する場合，粒子径に関係なく速やかな薬物吸収が期待される．
解説 吸入された薬物の呼吸器内への沈着は粒子径に大きく依存しており，肺胞に到達させ速やかな作用を期待する場合，0.5〜2 μm 程度の粒子径に調節する必要がある．（×）

問4 デスモプレシン酢酸塩の点鼻剤は全身作用を期待して臨床応用されている医薬品である．
解説 鼻粘膜からの薬物吸収は良好で肝初回通過効果も回避することができるため，全身作用を期待した薬物の投与部位として期待されている．（○）

問5 小腸上皮細胞とは異なり皮膚には代謝酵素が存在しない．
解説 皮膚内にはエステラーゼ等の代謝酵素が存在することが知られている．（×）

2.7 ◆ 吸収過程が原因となる薬物間相互作用

問題2.13 抗菌薬ノルフロキサシンを制酸剤水酸化アルミニウムと併用して経口投与した際に見られる現象として正しいものはどれか．
1 胃内での分解が抑制される．
2 キレートが形成される．

3　P-糖タンパク質が阻害される．
4　小腸 CYP3A4 が阻害される．
5　胃内容排出速度（GER）が低下する．

解法のポイント　吸収時における薬物間相互作用には直接薬物同士が相互作用を引き起こす場合と，吸収に関与するトランスポーターでの競合阻害等による場合に区別される．本問で取り上げられているノルフロキサシンと水酸化アルミニウムの相互作用は前者の例である．同様の例はテトラサイクリンと水酸化アルミニウムの間でも生じる極めて基本的な相互作用の例である．

解　　説　オフロキサシン，ノルフロキサシン，シプロフロキサシンに代表されるニューキノロン系抗菌薬や，テトラサイクリン系抗菌薬は多価金属イオンとキレート形成しやすい性質を有している．そのため鉄剤やマグネシウム，アルミニウムなどを含有する制酸薬を併用するとキレートを形成し，吸収が顕著に低下することが知られている．また，薬物以外では，牛乳に含有されるカルシウムともキレート形成をすることが知られており，牛乳によるこれらの薬物の服用は吸収を低下させる．しかし，この相互作用は直接両薬物が接触しないように投与時間をずらすなどの工夫で回避することが可能である．キレート形成以外の薬物間相互作用としては，イオン交換樹脂による薬物吸着の例が挙げられる．イオン交換樹脂の一種であるコレスチラミンは，通常消化管内の胆汁酸を吸着することによりコレステロール値を低下させる目的で経口投与される．しかしコレスチラミンは，フェニルブタゾン，ワルファリン，プラバスタチン等の酸性薬物と併用するとこれらの薬物を吸着し，吸収阻害を示すことが知られている．また，併用薬物により消化管内の pH が変化した結果，吸収が変化する相互作用の例も知られている．例えば，シメチジン，ラニチジン，ファモチジンのような H_2 ブロッカーは，服用すると胃酸分泌が抑制され消化管内 pH は上昇する．この際，エノキサシン，ケトコナゾール，イトラコナゾールなどを併用すると，これら

の溶解度が顕著に低下し吸収が阻害されることが知られている．また消化管内の pH を上昇させる重曹をテトラサイクリン系抗生物質と併用した場合にも，溶解性の低下に伴い吸収が同様に阻害される．

重 要 事 項

薬物間あるいは薬物-食物間で相互作用が生じることによって薬物の吸収は増大する場合も減少する場合もあるので，その理由とともに理解しておこう．

表 2.5 吸収過程における薬物（薬物-食物）間相互作用

要 因	理 由	相互作用
高脂肪食摂取	胆汁酸分泌亢進	難溶性薬物（グリセオフルビン，シクロスポリン等）の溶解性上昇による**吸収増大**
金属イオン含有の食物（牛乳）摂取・薬物（スクラルファート，鉄剤等）併用	キレート形成	テトラサイクリン系（ドキシサイクリン等）・キノロン系（シプロフロキサシン，オフロキサシン等）・セフェム系（セフジニル等）抗菌剤の**吸収低下**
陰イオン交換樹脂（コレスチラミン等）の併用	薬物の吸着	酸性薬物（プラバスタチン等）の**吸収低下**
制酸剤（ファモチジン等）の併用	消化管内 pH の上昇	塩基性薬物（ケトコナゾール，イトラコナゾール等）の溶解性低下による**吸収低下**

[正解] 2

問題 2.14 セファドロキシルをセファレキシンと併用投与した際に見られる可能性がある現象として正しいものはどれか．

1　PEPT1 の競合阻害
2　胃内容排出速度（GER）の低下
3　P-糖タンパク質の競合阻害
4　小腸 CYP3A4 の阻害
5　小腸 CYP3A4 の誘導

2. 吸 収

解法のポイント　本問は吸収時における薬物間相互作用のうち，吸収に関与するトランスポーターでの競合阻害に関するものである．セファドロキシルやセファレキシンのような β-ラクタム系抗生物質は小腸刷子縁膜上に発現している PEPT1 の基質となり速やかに吸収される．しかし同トランスポーターの基質薬物を複数併用すると競合阻害が生じる結果，吸収が低下する可能性があることが知られている．

解　説　小腸上皮細胞刷子縁膜側に発現している PEPT1 はセファドロキシルをはじめとする β-ラクタム系抗生物質のほか，カプトプリルやエナラプリル等の ACE 阻害薬，また分子内にペプチド結合を有していない抗ウイルス薬バラシクロビルなど幅広い基質認識性を有するトランスポーターである．PEPT1 の基質となる薬物を併用すると，競合阻害が生じることにより，吸収性は低下する可能性がある．また併用投与以外にも，基質薬物を単独で使用した場合においても，高投与量で薬物を使用した場合には，トランスポーターによる輸送が飽和し，結果として吸収が低下する可能性も考えられる．また，このような現象は PEPT1 だけの問題ではなく，OATP 等，吸収に関与する他のトランスポーターについても同様のことが考えられる．

　一方，吸収方向のトランスポーターのみでなく，小腸上皮細胞から管腔内への薬物の排出に関与していることが知られている P-糖タンパク質については，併用薬物による輸送の阻害が生じると吸収は増大する可能性がある．さらに，近年，小腸上皮細胞内に発現している代謝酵素 CYP3A4 が薬物の吸収バリアとして機能していることが知られており，本酵素が併用薬物により阻害された場合にも吸収は増大すると考えられるため注意を要する．P-糖タンパク質および CYP3A4 の両方を阻害する免疫抑制剤シクロスポリンは上記のような相互作用を引き起こす可能性が高い薬物の代表例である．

正解　1

◆1問1答◆

問1 ラニチジンとエノキサシンを併用して経口投与するとエノキサシンの溶解度が減少するため吸収が低下する.

(解説) ラニチジンのような H_2 ブロッカーは胃酸分泌を低下させるため，胃内 pH が上昇しエノキサシンの溶解度が減少する．(○)

問2 アスピリンとメトクロプラミドを併用して経口投与すると，GER が低下するため，アスピリンの吸収は低下する.

(解説) メトクロプラミドは GER を増大させるためアスピリンの吸収は促進される．逆に GER を低下させる薬物に抗コリン作動薬や麻薬性鎮痛薬，三環系抗うつ薬等がある．(×)

問3 ドキシサイクリンを牛乳により服用すると，抗菌作用は減弱する.

(解説) 牛乳中に含まれるカルシウムイオンとテトラサイクリン系抗生物質はキレートを形成するため吸収性が低下し，薬理効果は減弱する．(○)

問4 ニフェジピンとシクロスポリンを併用して経口投与すると，シクロスポリンが CYP3A4 を阻害するため，ニフェジピンの吸収は増大する.

(解説) シクロスポリンは小腸上皮細胞内に発現する代謝酵素 CYP3A4 を阻害することが知られている．したがって，同酵素で代謝を受けるニフェジピンの代謝は低下し吸収が増大する．(○)

問5 セファレキシンとカプトプリルを併用して経口投与すると，セファレキシンの吸収が低下する可能性があるが，これは PEPT1 が競合阻害されるためである.

(解説) 小腸上皮細胞刷子縁膜側に発現する輸送担体 PEPT1 の基質特異性は低い．セファレキシン，カプトプリルとも PEPT1 に認識されるため，併用すると競合阻害が生じる可能性がある．(○)

3　分　布

到達目標

1. 薬物が生体内に取り込まれた後，組織間で濃度差が生じる要因を説明できる．
2. 薬物の脳への移行について，その機構と血液-脳関門の意義を説明できる．
3. 薬物の胎児への移行について，その機構と血液-胎盤関門の意義を説明できる．
4. 薬物の体液中での存在状態（血漿タンパク結合など）を組織への移行と関連づけて説明できる．
5. 薬物分布の変動要因（血液量，タンパク結合性，分布容積など）について説明できる．
6. 分布容積が著しく大きい代表的な薬物を列挙できる．
7. 代表的な薬物のタンパク結合を測定できる．（技能）

3.1 ◆ 組織分布

問題3.1　薬物の組織への分布を支配する要因として，ふさわしくないものはどれか．
1　薬物の分子量
2　組織の平均湿重量
3　薬物の細胞膜透過性
4　組織における血流速度
5　薬物の血漿タンパク結合率

解法のポイント　　薬物が，全身の組織（臓器）へどう分布するのかを聞いているの

3. 分布

だから，薬物の物理化学的性質が重要であることは当然である．次に重要なことは，薬物が分布するのに利用する「血流（リンパ系を使う場合もあることに注意！）」内での薬物の挙動であり，3番目に重要なことは，分布する薬物の到達点である「組織（臓器）」の性質である．この3点を整理して理解する．

解説 薬物が「吸収」された後，主として血管系とリンパ管系を使って薬物は全身に分布される．薬物動態学的にみた分布を司る重要な血管系は，大動脈や大静脈のような大きな（太い）血管系ではなく，毛細血管系である．それは末梢毛細血管が臓器や組織の内外をくまなく行き渡り，組織細胞に隣接しているからである．したがって，毛細血管内を流れる薬物は，毛細血管壁を通過し，細胞間隙（細胞間液）を通って組織細胞膜に至る．その後，組織細胞膜を通過した薬物は，細胞内に入って薬効を発現する．なお，ここでいう薬物はすべて「血漿（組織）タンパク質非結合形薬物」であることはいうまでもない（ここは，3.3 血漿中タンパク結合で詳しく述べる）．「タンパク結合形」の薬物は非結合形のそれに比べて分子量が極めて大きくなるために，毛細血管壁や細胞膜を通過できない（3.2 血管内皮細胞の分類を参照）．また血管内皮細胞や組織の上皮細胞の細胞膜は「脂質二重膜構造」をとるために，脂溶性の高い薬物ほど「分布」には有利になる．これらの観点から，解法のポイントにあるように，① 薬物の物理化学的な性質（分子量，油／水分配係数，pK_a 等），② 血漿（組織）タンパク質との結合の強さ（結合定数），③ 血管内皮細胞の透過性，（④ 組織上皮細胞の細胞膜透過性）を理解しているかどうかが，解法の鍵になる．これらを踏まえて選択肢をみると，選択肢2は無関係であることがわかる．

正解　2

重要事項

(1) 薬効を示す薬物は（血漿タンパク質や組織タンパク質などの）タンパク質非結合形薬物である．
(2) その理由は，結合形薬物は分子量が大きくなるために血管系から薬効を発現する

組織へ分布できないからである．
(3) 図3.1参照

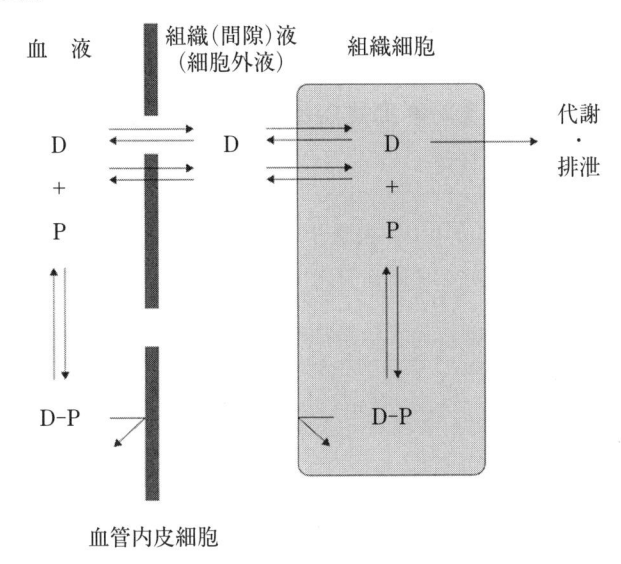

図3.1　薬物の組織内分布過程

（金尾義治，森本一洋編（2006）NEWパワーブック生物薬剤学，p.94，図3.1，廣川書店）

◆1問1答◆

問1　薬物が循環血中から組織へ可逆的に移行する現象を分布という．
解説　（○）

問2　組織における血流速度は，薬物の分布に関する支配因子にはならない．
解説　当然，血流速度が速いほど薬効発現部位への到達（分布）は速く行われる．（×）

問3　ヒトの臓器の中で，肝臓，腎臓，肺，脳は血流速度が速く，脈管系に富んでいる．
解説　したがって，これらの組織への薬物の分布は極めて速い．（○）

問4　脂肪組織は，組織単位重量当たりに占める毛細血管の体積が非常に少ないので，

ここに分布する薬物は実質的に存在しない.

解説 脂肪組織を好んで分布し,蓄積される薬物・化学物質があるので注意(チオペンタールやPCBなど).(×)

3.2 ◆ 血管内皮細胞の分類

問題3.2 以下の臓器の中で,血漿タンパク質に結合した薬物が透過できるような構造の毛細血管内皮細胞に富む臓器はどれか.
1　筋肉
2　皮膚
3　肺
4　小腸
5　骨髄

解法のポイント　問題3.1にもあるように,薬物分子の血管系から体内への分布の第一歩は,毛細血管壁を通過することである.したがって,毛細血管壁を通過できる薬物分子の形態と分子量が最初のポイントになる.次のポイントは毛細血管壁の解剖学的な特徴であり,これは臓器によって3種類に分類されている(図3.2を参照).

解　説　薬物の分子は,血漿タンパク質に結合していない「非結合形分子」のみが血管壁を通過できる.したがって,血漿タンパク質の代表であるアルブミンとの結合率が高い薬物(例えば,抗生物質のアンピシリンなど)は,結合形薬物全体の分子量が大きくなるために血管壁を通過できず,分布容積が小さくなる.ちなみに通常の薬物として使われる化合物のおおよその分子量は500前後であるのに対し,血漿アルブミンの分子量は67,000である.

次に重要なポイントは,毛細血管内皮には「穴」が開いている場合と,「穴」が開いていない場合がある,という解剖学的構造の相違である.これは体内の主要な臓器により構造が違うので,以下の

図 3.2 を参考に理解すること.

① 毛細血管内皮に穴がない場合→**連続内皮**といわれ，最も一般的な毛細血管の構造である．穴がないから毛細血管内から血管外への薬物の通過は，薬物の脂溶性と分子量（かさ高さ）に依存する．脳の毛細血管は連続内皮構造であるが，特に密着の程度が高く「密着結合（tight junction）」を形成している．これが，血液-脳関門の実体である．

② 毛細血管内皮に穴はないが，血管壁の一部が「穴が空きそうなくらい薄く」なっている場合→**有窓内皮**と呼ばれる．穴のような「極めて薄い」血管内皮細胞が存在している構造であり，腎臓や小腸粘膜の血管内皮細胞に認められる．この有窓内皮の中に小窓が存在する場合がある．低分子化合物の通過は良好であるが，高分子物質の透過は悪い．

③ 毛細血管内皮に穴が開いている場合→**不連続内皮**ともいう．この構造の毛細血管をもつ臓器は限られており，肝臓，脾臓，骨髄のみである．この毛細血管内皮細胞は基底膜を欠いている特徴がある．また毛細血管壁に大きな開口部があることから，血漿アルブミンに結合しているような結合形薬物や，配糖体構造をもつ高分子量の抗生物質も通過できる．したがって，正解は 5.

62　3. 分布

図 3.2　毛細血管壁の構造の違い

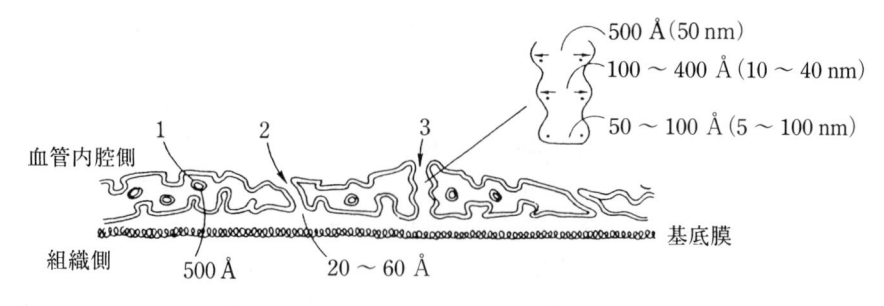

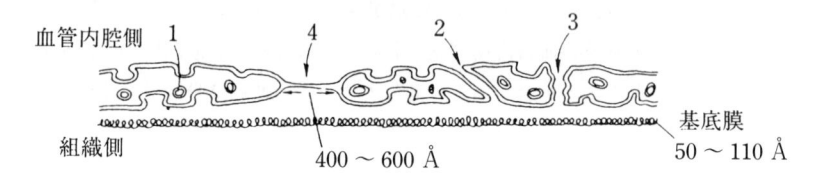

(a) 連続内皮（筋肉，皮膚，肺）
(b) 有窓内皮（小腸，腎臓）
(c) 不連続内皮（肝臓，脾臓，骨髄）

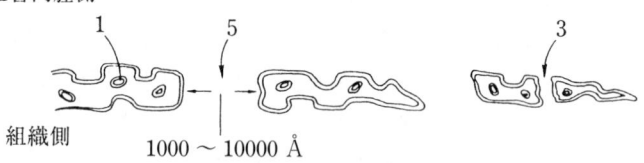

1. ピノサイトーシス小胞，2. 細胞間隙，3. 細胞を貫く通路，4. フェネストラ（窓），5. 不連続内皮の開口部

（金尾義治，森本一洋編（2006）NEW パワーブック生物薬剤学, p.96, 図3.3, 廣川書店）

正解　5

重　要　事　項

(1) 連続内皮構造をもつ毛細血管の血管壁を透過できる薬物は，血漿タンパク質に結合していない，非結合形薬物である．
(2) 毛細血管の血管壁は 3 種の構造に分類される．

◆ 1問1答 ◆

問1 連続内皮構造をもつ毛細血管は，筋肉，皮膚，皮下組織など多くの組織に存在している．
解説 (○)

問2 セフェム系抗生物質が脳脊髄液中へ移行しないのは，脈絡叢の毛細血管内皮細胞が密着結合で連結しているからである．
解説 脈絡叢内の毛細血管内皮細胞は有窓内皮をもつ構造のため，密着結合していない．(×)

問3 分子量5,000以上の薬物を皮下注射すると，血管系よりはリンパ管系に移行する薬物量が増える．
解説 薬物の分子量が大きいために毛細血管内皮細胞内へ進入することが困難になり，開口部が多いリンパ管系へ主に移行する．(○)

問4 血漿タンパク結合形の薬物は，一般に脳内へ移行しない．
解説 血液-脳関門の実体は，脳内毛細血管内皮細胞の「密着結合」がその実体である．(○)

3.3 ◆ 血漿中タンパク結合

問題3.3 血漿中に最も多く存在するタンパク質であり，多くの弱酸性薬物が結合するタンパク質はどれか．
1 アルブミン
2 α-グロブリン
3 β-グロブリン
4 γ-グロブリン
5 フィブリノーゲン

64   3. 分布

解法のポイント　薬物の分布過程に大きな役割を示すのは血液とリンパ液である．このうち血液による分布の実質的な主体となるのは血漿成分であり，血液全容量の約 55 ％を占める．残りは血球や血小板のような有形成分である．血漿は繊維素と血清に分けられるが，有形成分と繊維を併せて血餅という．

血管内の血流に入った薬物にとって，血漿タンパク質（特にアルブミン）との相互作用が非常に重要であり，血漿タンパク質と結合していない非結合形薬物のみが毛細血管壁を通って組織内へ進入し，薬効を発現することになる（問題 3.1 を参照のこと）．

解　　説　血漿アルブミンが血漿タンパク結合にとって重要なタンパク質であることは上に述べた．臨床検査値として，4〜5 g/dL の値をとることは常識として覚えておく必要がある．健康である限りにおいてこの値が変動することはないが，肝障害（慢性肝炎，肝硬変など）では血漿アルブミン値が低下することがあり，問題 3.5 にある「薬物分布の変動要因」となることに注意しよう．

血漿アルブミンは主に弱酸性薬物とよく結合する．またアルブミン上には 1) ワルファリンサイト，2) ジアゼパムサイト，3) ジギトキシンサイトという，3 つの薬物結合部位が知られている（表 3.1）．各薬物名は，それぞれのサイトに結合する代表的な薬物に由来している．例えば，1) ワルファリンサイトにはワルファリンとフェニルブタゾンが結合する．これらの薬物は同一の結合サイトに結合するため，各々の結合力（結合定数 K）の差により**結合の競合的置換現象**が起こる．また，薬物の中にはこれらの結合部位に結合しないで，アルブミン分子と**非特異的な結合**をするものも存在する．これについては，問題 3.8（分布過程が原因となる薬物間相互作用）で詳しく説明する．また，血漿アルブミンと薬物との結合は，**可逆的な平衡関係**にあることも重要である．

正解　1

重　要　事　項
(1) 薬物の体内分布に最も影響を表す血液成分は，血漿アルブミンである．

(2) ヒト血漿アルブミンには主に弱酸性薬物が結合し，3種類の特異的薬物結合部位が知られている．

表3.1　ヒト血漿アルブミン分子上の薬物結合部位

Site Ⅰ（ワルファリンサイト）	Site Ⅱ（ジアゼパムサイト）	Site Ⅲ（ジギトキシンサイト）
ワルファリン	ベンゾジアゼピン類	ジギトキシン
アザプロパゾン	エタクリン酸	ジゴキシン
フロセミド	フルルビプロフェン	アセチルジギトキシン
アセノクマリン	イブプロフェン	
フェニルブタゾン	フルフェナム酸	
オキシフェンブタゾン	クロロフェノキシイソ酪酸	
スルフィンピラゾン	クロキサシリン	
インドメタシン	ジクロキサシリン	
ジクマロール		
フェニトイン		
スルファジメトキシン		
スルファメチゾール		
クロルプロパミド		
トルブタミド		

（金尾義治，森本一洋編（2006）NEWパワーブック生物薬剤学，p.100, 表3.4, 廣川書店）

(3) 血漿タンパク非結合形の薬物が作用部位に到達し，薬効を示し，代謝，排泄される．

◆1問1答◆

問1　リドカイン，プロプラノロール，イミプラミンは血漿アルブミンに強く結合する．

(解説)　これらは弱塩基性薬物の代表であり，血液中で結合するのはα_1-酸性糖タンパク質である．これは分子量約42,000の糖タンパク質であり，血液中にはアルブミンの約1/60しか存在しないが，弱塩基性薬物と強く結合する性質がある重要なタンパク質である．また，心疾患時や炎症時に増加する性質がある点も注意すること．（×）

問2　血漿アルブミンと薬物との結合には飽和現象が存在する．

(解説)　直感的に理解できる問題だが，重要である．すなわち，薬物濃度を横軸，血漿アルブミン1モルあたりの結合薬物のモル数を縦軸にとった場合，グラフは上に

66 3. 分布

凸の曲線になり（以下の問題3.8の図3.5参照），直線にはならない．すなわち，血漿アルブミン濃度とそれに結合する薬物濃度の間には，**非線形性**があることになる．（○）

問3 血漿タンパク非結合率が大きい薬物は，一般に組織移行性が小さい．

解説 血漿タンパク非結合率が大きいということは，血漿タンパク質と結合していない遊離形薬物濃度が大きいということ．したがって，組織への移行性はよい．（×）

問4 薬物とタンパク質の結合に非線形性が見られるのは，タンパク質が血漿アルブミンの場合のみである．

解説 問2の類問である．血漿アルブミンはあくまでも「血漿タンパク質の中で，薬物との結合に最も多く関与するタンパク質」として登場するだけであり，薬物-タンパク質結合にみられる非線形性の現象は，グロブリン等，他のタンパク質でも認められる現象である．（×）

3.4 ◆ 分布容積の概念

問題3.4 分布容積（V_d）が血漿容積にほぼ等しい薬物はどれか
1　フェノキシベンザミン
2　フェニルブタゾン
3　チオペンタール
4　エバンスブルー
5　ジゴキシン

解法のポイント　分布容積（V_d）の概念と定義をしっかり理解すること．そのためには，「薬が溶液として溶けることのできる体液にはどんなものがあるのか」，「また，そのおおよその量はどのくらいあるのか」を常識として覚えておく必要がある．体重70 kgの成人男子における約60 %が全体液量となり，42 Lあることになる．そのうちの血漿容

量は約 3 ～ 3.5 L である．また，細胞外液容量は約 15 L，細胞内液容量は約 27 L となり，その組成は以下の表 3.2 に示す通りである．
次に，分布容積からみた薬の分類ができることが重要である．表 3.3 に出ている薬物は覚える必要がある．

表 3.2 体重 70 kg の成人における各種体液の体積（平均的な値）

血漿容量 = 3 L	細胞外液容量 = 15 L	全体液容量 = 42 L
細胞間隙容量 = 12 L		
赤血球体積 = 2 L	細胞内液容量 = 27 L	
組織細胞内液容量 = 25 L		

表 3.3 分布容積の大きさに基づく薬物の分類

薬物名	分布容積	体内分布における特徴
エバンスブルー インドシアニングリーン	ほぼ血漿容量（3～3.5 L）に等しい	血漿タンパク質との結合性が高いために，ほとんど血漿中にのみ存在する
ジクマロール バルプロ酸 フェニルブタゾン フェニトイン イヌリン	ほぼ総細胞外液量（血漿容量 12 L ＋ 細胞間液容積 14 L）に等しい	血管から細胞間隙に分布するが，組織細胞の中には入りにくい
アンチピリン カフェイン エタノール	ほぼ全体液量（42 L）に等しい	細胞膜の透過性が高いために，細胞内を含めた全体液中に分布する
チオペンタール フェノキシベンザミン キナクリン イミプラミン ノルトリプチリン ジゴキシン	全体液量を超える	細胞内結合性が高く，組織内に蓄積的に分布する

解説 成人男子では体重の約 60 ％が水分である．この水分は細胞の内外に存在し，それは細胞内液，細胞外液に分類され，細胞内液は主として赤血球容積と組織細胞内体液に，細胞外液は血漿容量と細胞間隙液に分けられ，それぞれ表 3.2 のような容量をもつ．静注

3. 分布

や経口吸収によって循環血中に流入した薬物は血流によって体内の組織へ運ばれて分布するが，この分布の程度を表す尺度が分布容積（V_d）である．

分布容積とは，血漿中と組織間での薬物の体内分布が平衡状態にある時に，血漿中の薬物濃度と同じ濃度で薬物が体内に分布しているとしたら，どのくらいの容積になるか？という，計算上導き出された仮想の容積である．したがって，体内にある全薬物量をX，血漿中の薬物濃度をC_sとすると，分布容積V_dは基本的な定義式として

$$V_d = \frac{X}{C_s} \tag{3.1}$$

で表される．なお，単位は（L）である．言い換えれば，血漿中の薬物濃度に等しい濃度をもった容積がどの程度存在するか，すなわち血漿外に分布すると仮定できる薬物量の指標となる値である．

式（3.1）をもう少し詳しく考察する．到達目標1.では，薬物が生体内へ取り込まれた後，組織間で濃度差が生じる要因を，到達目標4.では薬物の体液中での存在状態と組織への移行を学習した．これらのことから，薬物が血液中から組織外液，組織内液へ移行するためには，薬物の存在形態が血漿タンパク質や組織タンパク質と結合していない**非結合形薬物**であること（問題3.1 組織分布を参照），さらに血管や組織の最外層に位置する細胞膜の脂質二重膜構造を通過するために**薬物の脂溶性**が高いことなどが重要になる．脳や脂肪組織のような特異的な部分は，特に脂溶性の高い非結合形薬物が好んで分布する場所にもなる．したがって，これら「各々の薬物がもつ性質」により，各々の薬物の分布容積は変わってくることが容易に理解される．このことを念頭においてさらに詳しく式（3.1）をみてみよう．

Xは体内にある全薬物量なので，血漿中薬物量をX_s，組織中薬物量をX_oとおくと，

$$X = X_s + X_o \tag{3.2}$$

したがって式（3.1）は，

$$V_\mathrm{d} = \frac{X_\mathrm{s} + X_\mathrm{o}}{C_\mathrm{s}} = \frac{X_\mathrm{s}}{C_\mathrm{s}} + \frac{X_\mathrm{o}}{C_\mathrm{s}} \tag{3.3}$$

となる．血漿容積をV_s，組織容積をV_oとおくと，

$$\frac{X_\mathrm{s}}{C_\mathrm{s}} = V_\mathrm{s} \tag{3.4}$$

また，組織中薬物濃度をC_oとおくと

$$V_\mathrm{o} = \frac{X_\mathrm{o}}{C_\mathrm{o}} \tag{3.5}$$

$$\therefore X_\mathrm{o} = V_\mathrm{o} \cdot C_\mathrm{o}$$

であるから，これらを式(3.3)に代入すると

$$V_\mathrm{d} = V_\mathrm{s} + \frac{V_\mathrm{o} \cdot C_\mathrm{o}}{C_\mathrm{s}} = V_\mathrm{s} + V_\mathrm{d} \cdot \frac{C_\mathrm{o}}{C_\mathrm{s}} \tag{3.6}$$

が得られる．

さて，薬物の体内における血液-組織間分布が平衡になっている条件下において，非結合形薬物濃度は，血漿中と組織中で等しい．したがって，薬物の血漿タンパク質との非結合率（遊離形の割合）をf_sとし，薬物の組織タンパク質との非結合率（遊離形の割合）をf_oとすると，

$$C_\mathrm{s} \cdot f_\mathrm{s} = C_\mathrm{o} \cdot f_\mathrm{o} \tag{3.7}$$

が成り立つ．

式(3.7)を式(3.6)に代入すると，最終的に分布容積は，血漿容積（V_s），組織容積（V_o），血漿中薬物濃度（C_s），組織中薬物濃度（C_o），血漿タンパク非結合率（f_s），組織タンパク非結合率（f_o）を用いて，以下の式で表されることになる．

$$V_\mathrm{d} = V_\mathrm{s} + V_\mathrm{o} \cdot \frac{C_\mathrm{o}}{C_\mathrm{s}} = V_\mathrm{s} + V_\mathrm{o} \cdot \frac{f_\mathrm{s}}{f_\mathrm{o}} \tag{3.8}$$

この導出過程は重要であるので，各パラメーターの意味をよく理解しながら自分で式の変形ができるようにしなければならない．

さて，薬物の物理化学的な特性による性質の変化に基づき，式(3.8)に現れるパラメーターは，各々が薬物に特有な値をもつことになる．これに基づき，薬物の分布容積を分類すると4種類に分かれることが知られている．すなわち，1)分布容積が血漿容量に等

しいもの，2) 分布容積が細胞外液量に等しいもの，3) 分布容積が全体液量に等しいもの，4) 分布容積が全体液量を超えるもの，である（表3.3）．これらの特徴をもつ薬物を覚えておく必要がある．

[正解] 4

重 要 事 項

(1) 分布容積は薬物の分布特性を示す重要なパラメーターであるが，計算上の値である．
(2) 各薬物の分布容積は4種類に分類され，それらは覚える必要がある．

◆1問1答◆

問1 組織タンパク質との結合が大きい薬物の分布容積は小さい．
(解説) 組織タンパク質との結合が大きいため，薬物は血管系以外にも全身に分布することになり，分布容積は大きくなる．（×）

問2 薬物Aと薬物Bの組織タンパク質結合率は同じであり，血漿タンパク結合率を比較すると，薬物A＞薬物Bである．これより分布容積が大きいのは薬物Aである．
(解説) 血漿タンパク結合率は薬物Aのほうが大きい．したがって，薬物Bのほうが非結合形薬物濃度が高くなる．組織タンパク結合率は両者とも同じ値であるから，血液中から組織間隙への移行は，血漿タンパク非結合率の高いBのほうが有利であり，結果的に分布容積が大きくなるのは薬物Bである．（×）

問3 分布容積の変動要因に血漿タンパク結合率は関係しない．
(解説) 血漿タンパク結合率は，$1-f_s$である．f_sは式(3.8)にパラメーターとしてあるので，これは間違い．（×）

問4 チオペンタールの分布容積は，全体液量をはるかに超える値となる．
(解説) チオペンタールは脂溶性が高く，また脂肪組織に蓄積される性質をもつため，分布容積は全体液量を超える．（○）

3.5 ◆ 組織分布の変動要因

問題 3.5 ジゴキシン投与を受けている心不全の患者が肝硬変を発症した場合，ジゴキシンの分布容積（V_d）の変化に関する正しい文章はどれか．
1 血漿容積（V_s）が増加するから，分布容積（V_d）は増加する．
2 血漿容積（V_s）が減少するから，分布容積（V_d）は減少する．
3 分布容積は変化しない．
4 血漿タンパク非結合率（f_s）が増加するから，分布容積（V_d）は増加する．
5 血漿タンパク非結合率（f_s）が減少するから，分布容積（V_d）は減少する．

解法のポイント　健康な（正常な）人体に特定の薬が投与される限りにおいて，その薬は特有の分布容積という薬物動態学的パラメーターをもつ．しかし，病態時や薬物の同時服用などの場合は，特定の薬の分布容積が変化する場合がある．これは，分布容積というその薬のもつ薬物動態学的な特性が変化したのではなくて，「見かけ上」変わった数値が現れてくるからである，という本質を理解しなければならない．
　前項目において分布容積は式 (3.8) で記述できることを学んだ．式 (3.8) の右辺には6つの変数（V_s, V_o, C_o, C_s, f_s, f_o）がある．すなわち，この6つの変数が，分布容積（V_d）の値を変化させることになる潜在的可能性を帯びているのである．この「6つの変数の変化」を，生理学的な観点に戻って以下の解説で考察する．

解　説　まず，血漿容積（V_s）である．これは文字通りの血漿の全容積であり，心不全でジゴキシンの投与を受けている患者が肝硬変になっても，変化する事はない．交通事故での大出血でもあれば話は別であるが，変化しないパラメーターである．したがって，選択肢 1,

2は間違い．同様のことから組織容積（V_o）も変化しない．

次に，ジゴキシンが結合する血漿タンパク質は主に血漿アルブミンであり，その血漿タンパク結合率は約25％程度である．したがって，ジゴキシンの血漿タンパク非結合率（f_s）は75％程度となるが，この値が，肝硬変の発症によってどう変化するか，が問題のポイントになる．さて，**肝硬変やネフローゼでは血漿アルブミン量が減少する**ことはよく知られている（病態時における血漿アルブミン量の変動）．血漿アルブミン量が減るのであるから，血漿中薬物濃度（C_s）は減少する．また，血漿アルブミンの減少により血漿アルブミンに結合していたジゴキシンはアルブミンタンパク質の表面から「追い出される」ことになり，血漿タンパク非結合率（遊離形の割合）（f_s）は増加する．したがって，式（3.8）の右辺では，相対的に見ると $C_\mathrm{s} < C_\mathrm{o}$, $f_\mathrm{s} > f_\mathrm{o}$ となり，式（3.8）の $V_\mathrm{o} \cdot \dfrac{C_\mathrm{o}}{C_\mathrm{s}}$, $V_\mathrm{o} \cdot \dfrac{f_\mathrm{s}}{f_\mathrm{o}}$ の項は，いずれも分子が分母より大きな値に変化する事がわかる．冒頭の説明により血漿容積（V_s）は一定であるので，このことから，肝硬変の発症によりジゴキシンの分布容積は増大する．

この解説で説明されている事項の中で，選択肢にあるのは4, 5の血漿タンパク非結合率（f_s）に関する記述であるが，f_s は増加するので分布容積（V_d）は増加することになる．よって正解は4.

[正解] 4

重要事項

(1) 分布容積を記述する式（3.8）が意味する内容を理解しておくこと
(2) 分布容積の変動要因は主に以下の4つである．
　① 血漿タンパク質濃度の低下（肝硬変，ネフローゼなど）
　② 血漿タンパク質結合能の低下（ビリルビン血症，遊離脂肪酸の増加など）
　③ 薬物相互作用による競合的置換現象が起こった場合（問題3.8を参照）
　④ α_1-酸性糖タンパク質濃度の増加（炎症，熱傷，心不全など）

◆ 1問1答 ◆

問1 肝疾患時には分布容積が変動する場合がある．
(解説) (○)

問2 心筋梗塞発症後の塩基性薬物の体内動態を考えると，血漿中の非結合形薬物濃度が減少するために，その分布容積は増大する．
(解説) 心筋梗塞発症後においては，血漿中の α_1-酸性糖タンパク質濃度の増加が起こる．このタンパク質は塩基性薬物を強く結合するので，血漿中に非結合形薬物濃度は減少し，その結果分布容積は減少する．(×)

問3 ワルファリンが比較的小さな分布容積を持つのは，血漿タンパク非結合率 (f_s) が小さいためである．
(解説) 書いてある通りで，血漿アルブミンとの結合が強いために，組織への移行がほとんどない．(○)

問4 分布容積の変動は病態時だけに起こる現象であり，加齢による変動はない．
(解説) 加齢による血漿アルブミン量の低下，細胞内液量の低下などが起こるため薬物の体内分布の変化が起こる．このため分布容積は変動する場合が多い．(×)

3.6 ◆ 薬物の脳への移行

問題3.6 薬物の脳内への移行に関して，正しい文章はどれか．
1 P-糖タンパク質は，循環血中から脳内へ薬物を取り込むための輸送担体である．
2 プロパンテリンが血液-脳関門を通過するのは能動的担体輸送のためである．
3 脳脊髄液中へ移行した薬物の大部分は，タンパク結合形で存在する．
4 脂溶性の高い薬物は血液-脳関門から受動拡散で輸送される．

74 3. 分布

5　血液-脳脊髄液関門には，薬物輸送担体は発現していない．

解法のポイント　　薬物の脳移行には2つの理解しなければならないポイントがある．1つは血液-脳関門，もう1つは血液-脳脊髄液関門である．これらは，薬物動態学的に想定された「仮想関門」であるため，その解剖・生理学的実体は何であるか？を理解することが，まず最重要課題である．次に，これらの関門を通過する薬物と通過できない薬物を系統だって理解することが必要になる．最後に，上皮細胞の細胞膜を通った薬物の通過において，どのような通過ルートがあるのか？またどのような物理化学的特性をもった薬物が通過するのか？を理解すれば，この項目は「自分のものになった」と言えるだろう．

解　　　説　　薬物の脳移行において重要なポイントは，血液-脳関門と血液-脳脊髄液関門の2つである．これらは単なる「静的な障壁」として薬物（物質）の透過を制限しているばかりでなく，「動的な障壁」として，中枢神経系のホメオスタシス維持に必要な栄養物質を積極的に取り込む一方，老廃物や脳にとっては毒物となるような薬物を脳外へ排泄する機能を担っている．

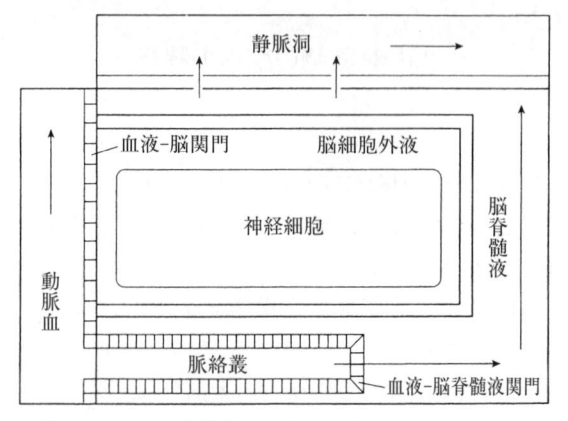

図 3.3　血液-脳関門，血液-脳脊髄液関門の模式図

（金尾義治，森本一洋編（2006）New パワーブック生物薬剤学，p.111，図 3.18，廣川書店）

3.6 薬物の脳への移行

まず，血液-脳関門の実体であるが，これは脳毛細血管内皮細胞である．末梢の毛細血管系とは大きく異なり内皮細胞同士は密着結合（タイトジャンクション）で結合している（問題3.2 血管内皮細胞の分類を参照）．したがって，脳毛細血管内皮細胞間隙には「すきま」や「窓」がないため，薬物は，血漿タンパク質と結合した状態（結合形薬物）ではここを通過して脳実質内へ浸入することはできない．また，毛細血管内皮細胞同士が密接に結合していることから，非結合形薬物が脳実質内へ浸入するためには内皮細胞膜の脂質二重膜構造を透過しなければならない．これが，脂溶性の高い薬物が血液-脳関門を受動拡散で透過する理由である．したがって，選択肢4が正解．この事実と裏表の関係として，イオン形の薬物は脂質二重膜を透過できない．プロパンテリンは四級アンモニウム化合物の代表であり，イオン形化合物である．したがって，血液-脳関門のようなタイトジャンクションを介した脳内への進入はほぼ不可能であるため，選択肢2は間違いである．

一方，血液-脳脊髄液関門の解剖学的実体は脈絡叢の上皮細胞である．脈絡叢は脳脊髄液の産生が行われる部位として重要である．また脈絡叢では，上皮細胞が毛細血管を包むように存在し，循環血液と脳脊髄液を隔てている．正常時には脳脊髄液中のタンパク質濃度は非常に低い．血液-脳関門と異なり，脈絡叢内の毛細血管内皮細胞は有窓性であり，薬物は比較的スムースに脳脊髄液内中に進入するが，タンパク質濃度が低いために，脳脊髄液中の薬物の大部分は非結合形として存在する．このことから，選択肢3は間違い．

最後に薬物の脳移行で重要なことは，薬物輸送担体（薬物トランスポーター）の関与である．これは両関門において発現している．図3.4に血液-脳関門で発現している薬物トランスポーター群を示した．図3.4の「排出トランスポーター群」の中にある**P-糖タンパク質**は，エネルギー（ATPの加水分解時に出るエネルギー）を使って，脳内の薬物を血液-脳関門の外に能動的に排出する薬物トランスポーターの代表であり，選択肢1は逆のことを述べているため間違い．ペニシリンGなどのβ-ラクタム系抗生物質は，血液-脳脊髄液関門の有機アニオン輸送系トランスポーターによって，脳

3. 分布

脊髄液から循環血中へ「排出型」に輸送されることが知られているなど，血液-脳脊髄液関門にも薬物輸送担体の発現が知られている．したがって5は間違いである．

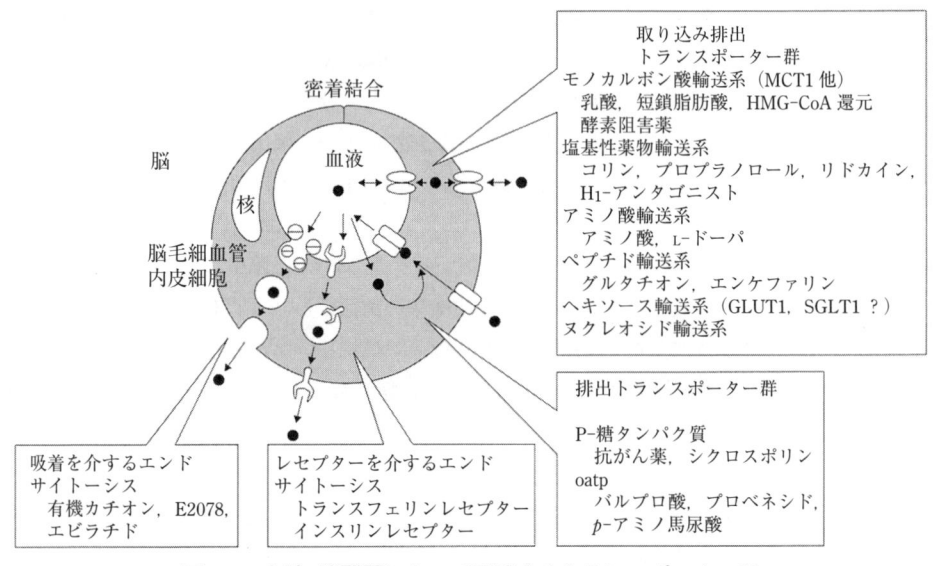

```
                          取り込み排出
                            トランスポーター群
                          モノカルボン酸輸送系（MCT1 他）
                            乳酸，短鎖脂肪酸，HMG-CoA 還元
           密着結合         酵素阻害薬
                          塩基性薬物輸送系
脳        血液              コリン，プロプラノロール，リドカイン，
  核                        H₁-アンタゴニスト
                          アミノ酸輸送系
脳毛細血管                    アミノ酸，L-ドーパ
内皮細胞                    ペプチド輸送系
                            グルタチオン，エンケファリン
                          ヘキソース輸送系（GLUT1, SGLT1 ?）
                          ヌクレオシド輸送系

                          排出トランスポーター群
                          P-糖タンパク質
吸着を介するエンド           抗がん薬，シクロスポリン
サイトーシス               oatp
 有機カチオン，E2078，        バルプロ酸，プロベネシド，
 エビラチド                  p-アミノ馬尿酸
           レセプターを介するエンド
           サイトーシス
             トランスフェリンレセプター
             インスリンレセプター
```

図 3.4 血液-脳関門において発現するトランスポーター群

（金尾義治，森本一洋編（2006）NEW パワーブック生物薬剤学, p.113，図3.21，廣川書店）

正解 4

重要事項

(1) 血液-脳関門の実体は脳毛細血管内皮細胞の細胞壁であり，細胞どうしの結合は密着結合である．
(2) 一方，血液-脳脊髄液関門の実体は脈絡叢上皮細胞壁であり，この毛細血管内皮細胞は有窓内皮細胞である．脳脊髄液を産生する部位である．
(3) 両関門に発現している薬物トランスポーターがあり，このトランスポーターにより脳内へ輸送されたり，排出されたりする薬物がある．

◆1問1答◆

問1 血液-脳関門を介した薬物の輸送形態に，受動拡散，促進拡散，能動的担体輸

送，エンドサイトーシスが知られている．

[解説] エンドサイトーシスはあまり重要視されていないが，機構としては存在する．（○）

問2 脳の栄養源として重要なグルコースは，促進拡散で脳内へ移行する．

[解説] グルコースはNa^+非依存的GLUT1トランスポーターで脳内へ輸送される．（○）

問3 血液-脳関門の未発達によって起こる病気では，小児の核黄疸が重要である．

[解説] 血中の過剰ビリルビンが血液-脳関門を通過して小児脳内の大脳基底核に異常蓄積することにより発症する．（○）

問4 血液-脳関門は脂質膜としての性質を示すため，脂溶性が高く血液中で非イオン形の薬物ほど脳へ移行しやすい．

[解説] 血液-脳関門を透過しやすい薬物の物理化学的な性質として重要である．解説を参照のこと．（○）

3.7 ◆ 薬物の胎児への移行

問題3.7 血液-胎盤関門に関して，正しい文章はどれか．
1. 薬物の胎盤透過は，薬物の脂溶性に依存した受動拡散が主な機構である．
2. 母体が吸入した吸入性麻酔薬は，この関門を通過しない．
3. 関門のバリヤー能は，血液-脳関門に匹敵する．
4. 胎盤内で母胎血と胎児血の交換が行われる．
5. 薬物トランスポーターは発現していない．

解法のポイント 血液-胎盤関門は，血液-脳関門，血液-脳脊髄液関門に比べて，国家試験における注目度はやや劣る．しかし，胎児に対して異物を与えないための文字通りのバリヤーであることから，その働きは重

要である．最も重要な点は「関門であるにもかかわらず，そのバリヤー能は上記3つの関門の中で最もルーズである」ということである．このことから「では，胎児を薬物の曝露から守るためには，どのようなメカニズムが働いているのか？」という学習のポイントが見えてくる．

解説 妊娠中に母体に投与された薬物は，妊娠子宮内で母体循環から胎盤を通って胎児へ移行する．胎盤は母体血と胎児血の接点で，これが血液-胎盤関門の実体である．胎盤内の血管系を解剖学的にみると各種細胞膜を介した一種の分子ふるい膜構造（トロホブラスト層）がみられる．このため母体血と胎児血は混じり合わないが，母体血内に溶解している栄養分・生理活性物質は胎盤血管系に特有の層構造を通って胎児血中に，主に受動拡散によって移行する．この構造のバリヤー能は血液-脳関門ほど厳密性がなく，様々な薬物が母体血から胎児血中に移行する．多くの市販医薬品の添付文書に，「本医薬品は妊婦もしくは妊娠している可能性のある婦人に投与してはならない（もしくは，治療上の有益性が投与による危険性を上回った場合にのみ慎重に投与すること）」等の注意事項が記載されているのはこのためである．吸入薬のような脂溶性の高い薬物も，母体の血液循環に容易に入るものは注意しなければならないことはいうまでもない．加えて，胎盤内にはP-糖タンパク質などの「**排出型薬物トランスポーター**」が発現していることが明らかになっている．これは，胎児血の中に進入した薬物を母体血流中に胎盤を通って排出する，一種の解毒機構であると考えられている．

[正解] 1

重要事項

(1) 血液-胎盤関門はルーズな関門である．
(2) したがって，母体血から様々な薬物が胎児血内に進入する．
(3) そのため，排出型薬物トランスポーターのP-糖タンパク質が胎盤内に発現している．
(4) 妊婦投与禁忌薬を以下の1問1答で整理すること．

◆1問1答◆

問1 脂溶性が大きく,分子量が概ね600以下の薬物が,受動拡散で血液-胎盤関門を通過する.
解説 (○)

問2 四級アンモニウム化合物や血漿タンパク結合形の薬物は,血液-胎盤関門を通過しにくい.
解説 書いてある通りであり,イオン形化合物や高分子化合物が「関門」を通りにくいのは,血液-脳関門と同じである.(○)

問3 ステロイド類,チオペンタール,リドカイン,プロカイン等は胎盤を通過しない薬物の代表である.
解説 これらは,速やかに胎盤を通過する薬物の代表である.(×)

問4 抗てんかん薬のトリメタジオン,高脂血症治療薬のプラバスタチン,抗凝血薬のワルファリンは妊婦投与禁忌薬である.
解説 (○)

3.8 ◆ 分布過程が原因となる薬物間相互作用

問題3.8 薬物Aと薬物Bは血漿アルブミン上の同じ結合部位に結合することが分かっている.薬物Aが結合している血漿アルブミン上の結合サイトを,あとから体内に侵入した薬物Bが競合的に置換した.この一連の現象をScatchard plotで解析したとき,薬物Bの体内への侵入によって起こる薬物Aのグラフの変化について,正しい文章はどれか.
1 グラフの傾き,X軸との切片共に変化しない.
2 グラフの傾きは大きくなり,X軸との切片は変化しない.
3 グラフの傾きは小さくなり,X軸との切片は変化しない.

4 グラフの傾きは大きくなり，X軸との切片は小さくなる．
5 グラフの傾き，X軸との切片共に小さくなる．

解法のポイント　問題3.8の解説に入る前に，まず，薬物とタンパク質の結合に関する解析方法を説明する．以下の文章において，非結合形タンパク質濃度を $[P_f]$，非結合形薬物濃度を $[D_f]$，結合形薬物濃度を $[PD]$，結合定数を K，タンパク質1モルあたりに結合する薬物のモル数を r，1個のタンパク質分子上にある同種の結合部位数を n とする．

タンパク質1分子に薬物1分子が結合する場合，タンパク質と薬物との結合を規定する式 (3.9)，および式 (3.9) から質量作用の法則を用いて派生する式 (3.10) が，この問題におけるすべての基本となる．式の変形等は，問題文に呈示されたパラメーターを使って自分でできるようにする．加減乗除しかない中学生の算数である．上記2式の変形から最初にLangmuir式 (3.11) が導出されるが，これはグラフにすると非線形のDirect plot（図3.5）になるため，薬物動態学的パラメーターの K, n の導出には不適である．そこでLangmuir式を適宜加減乗除することにより，見かけ上直線性が表れるKloz式 (3.12) と両逆数plot（図3.6），およびさらにそれを変形したScatchard式 (3.13) とScatchard plot（図3.7）が導出されることになる．

$$[P_f] + [D_f] \overset{K}{\rightleftarrows} [PD] \qquad (3.9)$$

$$K = \frac{[PD]}{[P_f][D_f]} \qquad (3.10)$$

$$r = \frac{nK[D_f]}{1 + K[D_f]} \qquad (3.11)$$

$$\frac{1}{r} = \frac{1}{nK} \cdot \frac{1}{[D_f]} + \frac{1}{n} \qquad (3.12)$$

$$\frac{r}{[D_f]} = nK - Kr \qquad (3.13)$$

式 (3.9) は文章で表すと，『薬物が結合していないフリーの状態

3.8 分布過程が原因となる薬物間相互作用 **81**

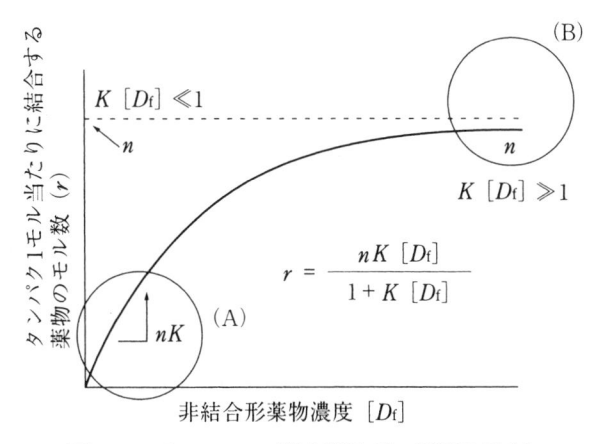

図 3.5 Direct plot（結合部位が 1 種類の場合）

（金尾義治，森本一洋編（2006）NEW パワーブック生物薬剤学，p.103，図 3.7，廣川書店）

$$r = \frac{nK[D_f]}{1+K[D_f]}$$

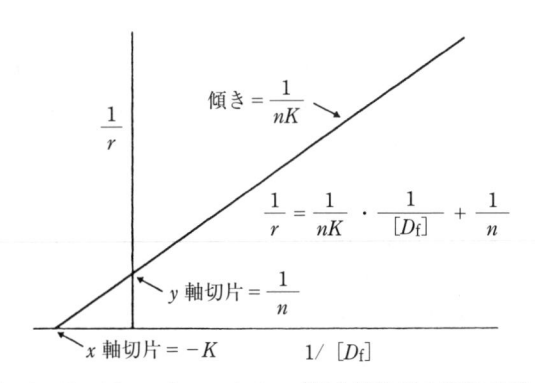

図 3.6 Double reciprocal plot（結合部位が 1 種類の場合）

$$\frac{1}{r} = \frac{1}{nK} \cdot \frac{1}{[D_f]} + \frac{1}{n}$$

傾き $= \dfrac{1}{nK}$

y 軸切片 $= \dfrac{1}{n}$

x 軸切片 $= -K$

（金尾義治，森本一洋編（2006）NEW パワーブック生物薬剤学，p.105，図 3.10，廣川書店）

のタンパク質（血漿アルブミンであっても，組織タンパク質であっても，試験管の中に存在している細胞抽出物由来のタンパク質であっても）と，ある薬物が結合すると，タンパク質分子と薬物分子の会合した分子ができる．この結合は可逆反応であり（右向きと左向きの矢印が両方向を向いている），その結合定数は「K」で定義される．なお，結合定数は，左辺にある 2 つの項（タンパク質分子と薬物分子）の結合する強さで定義される．』ということを意味してい

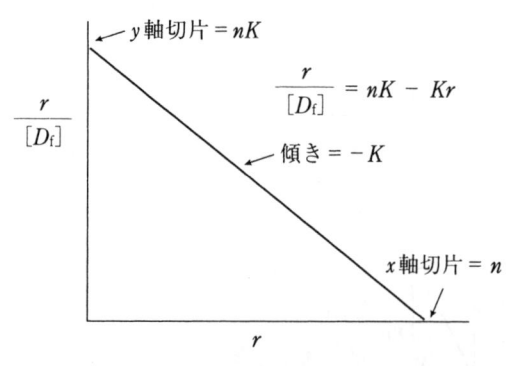

図 3.7 Scatchard plot（結合部位が 1 種類の場合）

（金尾義治，森本一洋編（2006）NEW パワーブック生物薬剤学，p.105，図 3.11，廣川書店）

る．この式と，質量作用の法則から導かれる定義式（3.10）が，薬物のタンパク質結合を「数式として記述する」最初の出発点となる．ただ，この 2 つの式だけでは Langmuir 式（3.11）は導出することができず，新たなパラメーターである「r」,「n」が必要になる．「r」はタンパク質 1 モルあたりに結合する薬物のモル数，「n」は 1 個のタンパク質分子上にある同種の結合部位数を表していることは，冒頭で述べた．

　この条件を念頭において，式（3.9）と式（3.10）を r について解くと，式（3.11）の Langmuir 式ができる．この変形は薬物動態学の教科書（例えば，NEW パワーブック生物薬剤学［廣川書店刊］）や国家試験参考書には必ず出ているので，自分で式の変形ができるようにしておくことべきである．

　ここで言う「・・・r について解くと Langmuir 式ができる．」とは，Langmuir 式は，

　　　$r = 〇〇〇$

という形の式になることを意味している．例えば，$y = ax + b$ の一次関数を「グラフ」にしてみる場合，グラフの縦軸には「y」，すなわち式の「左辺」を書く約束である．したがって，Langmuir 式を「グラフにする」場合，グラフの縦軸の次元は「r」になる．さて，「r」は，$r =$ タンパク質 1 モルあたりに結合している薬物のモル数と定義されていた．「モル」だとわかりにくいので，アボガド

3.8　分布過程が原因となる薬物間相互作用　83

ロ数で割ると，この定義は，r = タンパク質 1 分子に結合している薬物の分子数と同義になる．タンパク質 1 分子を，例えば 1 個のバレーボールの様なものだと頭の中でイメージしてみよう．ここに小さなピンポン球のような薬物分子が結合するとする．タンパク質分子の表面は「有限」の面積しかないので，当然そこに結合できる薬物分子も有限である．Langmuir 式を縦軸に r をとってグラフ化すると，r の値は，ある一定の値に「収束する」はずである．ここで定義を見直すと n = 1 個のタンパク質上に存在する結合部位の数であるから，Langmuir 式をグラフ化した場合（図 3.5 の Direct plot のこと），グラフは Y 軸上において（すなわち r の値は）「n」に漸近するのである．

次に，「1 個のタンパク質に薬物分子が結合する場合」のことをもう一度考えてみる．「固定されている」のは「1 個のタンパク質分子」である．一方，これに結合する「薬物分子」は 1 個から始まり，2，3，4 個・・・と，n 個に向かって増えていく．ここでいう「薬物分子」は，「これからタンパク質に結合しようとしている」分子であるので，「**非結合形薬物分子**」ということになる．$y = ax + b$ の一次関数のグラフのことを前述したが，この一次関数式において変数として動くのは X 軸の値である．したがって，Langmuir 式をグラフにした Direct plot の X 軸は「非結合形薬物分子」となり [D_f] の次元になる．このように，数式を解析する場合にその数式をグラフ化することはよくあることだが，その場合，グラフの X 軸と Y 軸の次元は何が来るのかを常に注意することが肝要である．

最後に Langmuir 式の右辺であるが，

$$y = \frac{a \cdot b \cdot c}{1 + b \cdot c}$$

という，分母が足し算，分子がかけ算の独特な形になっていることがわかる．これは「非線形性」を表す現象の代表的な式の形である．薬物動態学分野では肝クリアランスのところで同じタイプの式が出てくるので覚えておく必要がある．他にも生化学では，酵素の反応速度論でも出てくる式である．非線形性とは，その現象をグラフにした場合，X 軸に対する Y 軸の単位の変化が「直線性を示さな

い」ことを意味している．この「直線性を示さない」とはどういう事か？つまり，「X 軸の値が一定に増えていっても，Y 軸の値がそれに比例して（反比例して）増えることはなく，頭打ちになる（ある特別な値に漸近する）」ことを意味している．

ところが，薬物とタンパク質の結合を理解するためには，他にも 2 つの式（Kloz 式と Scatchard の式）と 2 つのグラフ（両逆数プロット：もしくは Double reciprocal plot と Scatchard plot）を理解しなければならない．グラフを比較するとその特徴がよくわかるが，これら 2 つのグラフは Direct plot と違って直線式であるし，X 軸の次元，Y 軸の次元も違う．これはどう理解したらよいのであろうか？

タンパク質と薬物の結合に関して 2 つの重要な薬物動態学的パラメーターがある．それは「K」と「n」である．すなわち，「この薬物はタンパク質と強く結合するのかしないのか？」および「この薬物は，タンパク質 1 分子に最大何個（何分子）結合するのか？」を知りたいのである．これがグラフから直観的に読み取られるようにしたい．その意味において，最もわかりやすいのは「直線グラフ」である．だから，Langmuir の式を「いろいろいじくり回して」直線グラフを作っているのである．

では，Kloz の式（3.12）

$$\frac{1}{r} = \frac{1}{nK} \cdot \frac{1}{[D_\mathrm{f}]} + \frac{1}{n}$$

は，どこが直線式なのだろうか？

$y = \dfrac{1}{r}$, $x = \dfrac{1}{[D_\mathrm{f}]}$ とおいて式（3.12）を変形してみると，

$$y = \frac{1}{nK} \cdot x + \frac{1}{n}$$

となり，これは Y 軸に $\dfrac{1}{r}$, X 軸に $\dfrac{1}{[D_\mathrm{f}]}$ を次元にとった，傾き $\dfrac{1}{nK}$, Y 軸切片 $\dfrac{1}{n}$ の右上がりの直線になっていることがわかる．

そして，これをグラフにしたのが図 3.6 の Double reciprocal plot である．Scatcard plot についても全く同様のことで，式を変形しグラ

3.8 分布過程が原因となる薬物間相互作用

フを描けばよい．繰り返しになるが，3つのグラフを理解する場合，X軸，Y軸の次元とグラフの形，さらに重要な2つの薬物動態学的パラメーターはグラフのどこに出てくるのか？を理解することが肝要である．

解説 競合的置換と非競合的置換現象の問題で，国家試験にもよく出題される問題であるが，根本的なことをしっかり理解しておかないと全くわからなくなる問題である．

まず，Scatchard plot において，「傾き」は何を示しているのか？これは血漿タンパク質と薬物（問題の場合は，薬物Aである）との「結合の強さ（結合定数K）」である．問題文にあるように「後から体内に入ってきた薬物Bが，最初に血漿タンパク質に結合していた薬物Aを追い出した」のであるから，血漿タンパク質と薬物の結合力（結合定数K）は，B＞Aであることが，直観的に理解できる．すると，「薬物Aに関するScatchard plot」はどうなるか，を考える必要がある．

重要なことは，「Scatchard plotには薬物Bは書かれない，あくまでも薬物Aだけのグラフであるということ」と「薬物Bの侵入によって，薬物Aの薬物動態学的パラメーターが，見かけ上変化したように見える」ということである．

薬物Bによって最初から血漿タンパク質に結合していた薬物Aは血漿タンパク質から追い出されるのであるから，「見かけ上」結合定数（K）が小さくなったように見える．しかし，血漿タンパク質上に存在する結合部位数は変化していない（薬物Aを追い出した薬物Bが，結合部位のいくつかを占拠しただけで全体の結合部位数（n）は変わらない）．したがって，「n」を示すX軸切片の値は変化しないまま，薬物Aの結合定数（K）を示すグラフの傾き（この場合は，右下がりの負の傾き）が小さくなるグラフになる（図3.8）．

したがって，正解は3．なお，選択肢1は起こらない現象である．グラフの傾き（Kの値）が大きくなる．選択肢2, 4も起こらない現象である．nの値（X軸との切片）は，変化しない（競合的阻害

86 3. 分布

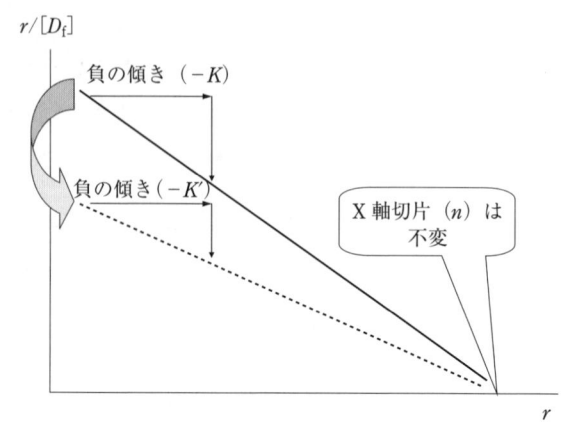

図3.8 競合的置換現象が起こったときの Scatcard plot
before（実線）→ after（破線）

現象）か，小さくなるか（非競合的阻害現象）のいずれかである．

正解 3

重 要 事 項
(1) 式（3.9）と式（3.10）から基本となる Langmuir 式の導出ができるか？
(2) Langmuir 式から他の2直線式の導出ができるか？　グラフのもつ意味が理解できるか？
(3) 各グラフにおいて，重要な薬物動態学的パラメーターの「K」，「n」はどこに出てくるのかが理解できているか？

◆1問1答◆

問1 タンパク質と薬物との結合を解析する Scatchard plot において，タンパク質と薬物の結合が強いものほどグラフの傾きは急になる．
(解説) 書いてあるとおりで，傾き「K」は結合定数（結合の強さ）を表している．
（○）

問2 薬物の分布過程に関係する血漿中のタンパク質量は，常に一定の値を保っているので，病態によって薬物の結合定数が変化することはない．

[解説] 血漿アルブミンを始め，α_1-酸性糖タンパク質（弱塩基性薬物に結合する）などは，病態によって存在量が変動する．肝疾患では血漿アルブミン量は変動し，心疾患や炎症時には α_1-酸性糖タンパク質は増加するので，結合定数のような薬物動態学的パラメーターは変化する可能性がある（3.5 組織分布の変動要因を参照）．（×）

問3 ワルファリンを常用している心疾患の患者にフェニルブタゾンを投与する場合は，TDM が必要となる．

[解説] 上記，問題 3.8 を具体的な薬物名で書き直すとこのようになる．ワルファリンとフェニルブタゾンは競合的置換反応を起こす代表的な薬物の組合せである．したがって，フェニルブタゾンの投与により増加してくる非結合形ワルファリン量の追跡に TDM が必要となるが，実際の TDM では，結合形と非結合形を合わせた全薬物量が測定され，その値に薬物の「非結合率（%）」を掛けた値で非結合形ワルファリン量が測定されていることも，理解しておく必要がある．（○）

問4 体内における，血漿アルブミン-ワルファリンの結合に対して，後から体内にクロロフェノキシイソ酪酸が投与された．この場合考慮しなければいけないことはワルファリンとクロロフェノキシイソ酪酸との血漿アルブミンに対する競合的置換現象である．

[解説] 非競合的置換現象である．非競合的置換現象とは血漿アルブミン（タンパク質）上の薬物結合部位を介さない置換現象である．つまり，最初に血漿アルブミンと結合している薬物 A（この場合はワルファリン）の「固有の結合する強さ（結合定数 K）」は変化しない．しかし，後から体内に侵入した薬物 B（この場合はクロロフェノキシイソ酪酸）はワルファリンサイトに結合はしないものの，血漿アルブミンに非特異的に結合することによって血漿アルブミンの分子構造を変化させて薬物 A の結合部位数（n）を減らし，もって非結合形薬物 A（非結合形ワルファリン）濃度を上昇させると考えられている．したがって，非結合形置換現象が起こった場合，薬物 A の見かけの傾き（K）は変化せず「n」の値は小さくなるため，グラフ全体が原点に向けて平行移動したようなグラフになる（図 3.9）．（×）

88 3. 分布

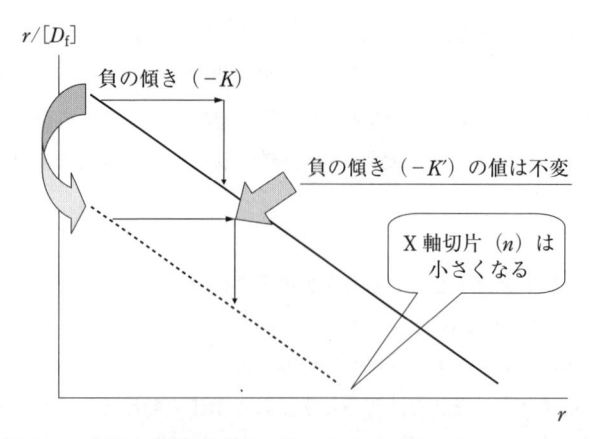

図 3.9 非競合的置換現象が起こったときの Scatchard plot
before（実線）→ after（破線）

4 代謝

到達目標

1. 薬物分子の体内での化学的変化とそれが起こる部位を列挙して説明できる．
2. 薬物代謝が薬効に及ぼす影響について説明できる．
3. 薬物代謝様式とそれに関わる代表的な酵素を列挙できる．
4. シトクロム P450 の構造，性質，反応様式について説明できる．
5. 薬物の酸化反応について具体的な例をあげて説明できる．
6. 薬物の還元・加水分解・抱合について具体的な例をあげて説明できる．
7. 薬物代謝酵素の変動要因（誘導，阻害，加齢，SNPs など）について説明できる．
8. 初回通過効果について説明できる．

4.1 ◆ 薬物代謝酵素の分類と薬物代謝部位

問題 4.1 以下の薬物代謝反応に関する記述の中で正しいものはどれか．
1. 薬物代謝酵素は，ミクロソーム画分（小胞体）にのみ存在している．
2. シトクロム P450（CYP）は，第Ⅱ相代謝反応を触媒する．
3. グルクロン酸抱合酵素は，サイトソール（細胞質）に局在している．
4. カルボキシルエステラーゼは，主に還元反応を触媒する．
5. シトクロム P450（CYP）は，N-脱アルキル反応を触媒する．

90 **4. 代謝**

解法のポイント　薬物分子が生体内で受ける化学的変化を薬物代謝（代謝）と称しており，この化学的変化は薬物代謝酵素の触媒により起こる．薬物動態の中での代謝の大きな役割は，脂溶性の薬物を水溶性の薬物に変化させることにより，排泄されやすくすることである．

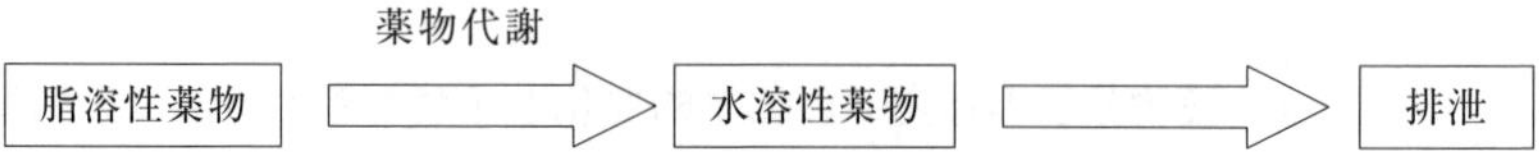

```
                   薬物代謝
  脂溶性薬物  ━━━━━━━━▶  水溶性薬物  ━━━━━━━━▶  排泄
```

図 4.1　薬物動態における薬物代謝の役割

生体内での薬物代謝は，表 4.1 に示したような第 I 相反応である，酸化，還元，加水分解により官能基（ヒドロキシ基-OH，カルボキシ基-COOH，アミノ基-NH_2，スルホニル基-SO_3H 等）を形成した後，第 II 相反応である抱合により第 I 相反応で形成された官能基にグルクロン酸や硫酸を抱合（転移）することにより，脂溶性薬物を水溶性薬物に変化させ，排泄しやすくしている．このような反応を触媒する薬物代謝酵素は，主に肝臓に存在している．また，表 4.2 に示したように薬物代謝酵素は，ミクロソーム画分（細胞内小器官の名前ではないので注意，細胞分画において小胞体が多く含まれている画分である）以外にも局在している（選択肢 1）．

表 4.1　薬物代謝酵素反応の分類

	酵素反応	酵素名
第 I 相反応	酸化反応	シトクロム P450（CYP）［還元反応もある］
		フラビン含有酸化酵素（FMO）
		アルコール脱水素酵素（ADH）
		アルデヒド脱水素酵素（ALDH）
	還元反応	ケト還元酵素（ロキソプロフェンの代謝活性化）
	加水分解反応	カルボキシルエステラーゼ（プロドラッグの代謝活性化）
		エポキシドヒドロラーゼ
第 II 相反応	抱合反応	グルクロン酸抱合酵素（UGT）
		硫酸抱合酵素（SULT）
		アセチル抱合酵素（NAT）
		グルタチオン抱合酵素（GST）

表 4.2　薬物代謝酵素の細胞内局在性

細胞内局在部位	薬物代謝酵素名
ミクロソーム画分（小胞体）のみ	シトクロム P450* グルクロン酸抱合酵素 フラビン含有酸化酵素
可溶性画分（細胞質，サイトソール）のみ	硫酸抱合酵素 アセチル抱合酵素 アルコール脱水素酵素
ミクロソーム/サイトソール両方	カルボキシルエステラーゼ エポキシドヒドロラーゼ グルタチオン抱合酵素

＊シトクロム P450 の中で，薬物代謝に関与しない分子種は，ミトコンドリアにも存在する．

解説

1（誤）表 4.2 に示したように，薬物代謝酵素はミクロソーム（小胞体）およびサイトソールの両画分に存在している．酵素毎に局在が異なるので注意が必要である．シトクロム P450 とグルクロン酸抱合酵素に関しては，ミクロソームに局在していることを覚える必要がある．

2（誤）表 4.1 に示したように，シトクロム P450（CYP）は，第 I 相代謝反応を触媒する代表的な薬物代謝酵素であるので，しっかりと覚える必要がある．

3（誤）選択肢 1 で解説したように，グルクロン酸抱合酵素はミクロソーム画分（小胞体）に局在している．

4（誤）表 4.1 に示したようにカルボキシルエステラーゼは，加水分解反応を触媒するため，主にエステル結合をもつプロドラッグの代謝活性化に関与している．

5（正）シトクロム P450（CYP）は，酸化反応である N-脱アルキル反応を触媒する

正解　5

◆1問1答◆

問1 薬物代謝は，薬物代謝酵素が多く存在する肝臓と小腸でのみ行われる．
(解説) 薬物代謝は，肝臓，小腸の他，腎臓，肺や皮膚などでも行われている．(×)

問2 薬物代謝の第Ⅰ相反応は，酸化および還元反応で，第Ⅱ相反応は加水分解および抱合反応である．
(解説) 薬物代謝の薬物代謝の第Ⅰ相反応は，酸化，還元および加水分解反応である．特に，加水分解反応は間違えやすいので注意が必要である．(×)

問3 薬物代謝反応により極性の増大した薬物は，排泄されにくくなる．
(解説) 薬物代謝反応により極性が増大し，排泄されやすくなる．(×)

問4 第Ⅰ相反応で生成したヒドロキシ基やカルボキシ基にグルクロン酸を抱合する酵素がグルクロン酸抱合酵素である．
(解説) (○)

問5 シトクロム P450（CYP）は肝細胞内の小胞体に局在し，サリチル酸のグルクロン酸抱合を触媒する．
(解説) シトクロム P450（CYP）は肝細胞内の小胞体に局在するが，グルクロン酸抱合反応は触媒しない．(×)

4.2 ◆ シトクロム P450 の特徴

問題 4.2 下記のシトクロム P450（CYP）の記述の中で正しいものはどれか．
1. 2つの薬物を同時に投与したとき，同じ CYP 分子種で代謝される場合には薬物相互作用の原因とはならない．
2. CYP 分子種のなかで最も存在量が多く，さらに多種類の薬物の代謝に関与する分子種は CYP3A4 である．

3　1つの薬物が同じCYP分子種に対して阻害作用と誘導作用を示すことはない．
4　フェニトインはCYPによる代謝を受けない．
5　CYPは，単独で酸化反応を触媒することができる．

解法のポイント　シトクロムP450（CYP）は，主に肝臓の小胞体に存在するヘムタンパク質である．そのため，CYPはタンパク質からなるアポタンパク質のヘムポケット部にプロトヘムが結合することでホロタンパク質となる（図4.2）．

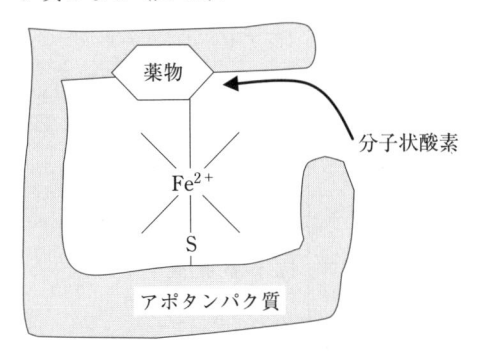

図4.2　CYPの構造模式図

CYPの特徴を以下に示す．
1）分子多様性：CYPは基質特異性の異なる多数の分子種が存在し，スーパーファミリーを形成している．CYP3A4ならCYP（遺伝子シンボル），3（ファミリー），A（サブファミリー），4（分子種名）というように，アミノ酸配列の相同性により，それぞれ分類が行われている．これらの分子種の中でCYP1A2，CYP2C9，CYP2C19，CYP2D6およびCYP3A4は覚えなければならない．

表 4.3 主要な CYP 分子種の基質，阻害剤，誘導剤および遺伝子多形

分子種名	基質薬物	阻害剤	誘導剤	遺伝子多形の影響がある薬物
CYP1A2	喘息治療薬（テオフィリン） 抗不整脈薬（プロプラノロール）	エノキサシン（ニューキノロン系抗菌薬）	喫煙，オメプラゾール	
CYP2C9	抗けいれん薬（フェニトイン） 抗糖尿病薬（トルブタミド） 抗凝血薬（ワルファリン）	スルファメトキサゾール	フェノバルビタール フェニトイン カルバマゼピン	ワルファリン
CYP2C19	プロトンポンプ阻害薬（オメプラゾール，ランソプラゾール） 抗てんかん薬（ジアゼパム） 抗うつ薬（イミプラミン）	抗てんかん薬（ジアゼパム）	フェノバルビタール フェニトイン カルバマゼピン リファンピシン	オメプラゾール
CYP2D6	麻薬性鎮痛薬（コデイン） 抗不整脈薬（メトプロロール，プロプラノロール） 抗うつ薬（ノルトリプチリン）	H_2拮抗薬（シメチジン） 抗不整脈薬（プロパフェノン，キニジン）	なし	ノルトリプチリン コデイン
CYP3A4*	Ca拮抗薬（フェロジピン，ニフェジピン，ジルチアゼム） 喘息治療薬（テオフィリン） 抗けいれん薬（カルバマゼピン，ゾニサミド） 免疫抑制薬（シクロスポリン，タクロリムス） 催眠薬（エスタゾラム，トリアゾラム）	グレープフルーツジュース（GFJ） H_2拮抗薬（シメチジン） マクロライド系抗生物質（エリスロマイシン） 抗真菌薬（ケトコナゾール，イトラコナゾール，フルコナゾール） 抗HIV薬（リトナビル）	セント・ジョーンズ・ワート（セイヨウオトギリソウ） リファンピシン（抗結核薬） フェノバルビタール ステロイド系抗炎症薬（デキサメタゾン）	

*ヒト肝においてはCYP3A4の量が最も多い．数多くの基質薬物をもつ．P-糖タンパク質と共通の基質薬物が多い．

2）低い基質特異性：CYP は基質特異性が低いのが特徴である．そのため1つの分子種が多くの薬物の酸化反応を示したり，同じ薬物の酸化に複数の CYP 分子種が関与したり，同じ薬物の異なる部位が別々の分子種で酸化代謝を受けることもある．
3）阻害，誘導および遺伝子多型：表 4.3 および 4.7 節参照．

解説
1（誤）同じ CYP 分子種で代謝される薬物同士の場合は，競合的な阻害をうけるため，薬物相互作用の原因となる．
2（正）CYP3A4 が CYP の中で存在比が最も多く，また最も多くの種類の薬物の代謝に関与する．分子種の名前も含めて覚えておくこと．
3（誤）例えばオメプラゾールは CYP1A2 を誘導し，CYP2C19 を阻害する．このように，同じ薬物が両方の作用を示すことはある．
4（誤）フェニトインは CYP2C9 で代謝される．
5（誤）CYP の代謝には，下記に示すような CYP 以外に電子伝達に関わる酵素系が必要となる．また，酵素以外の要素としては NADPH および NADH とリン脂質の存在が必要であるので，CYP 単独では酵素活性を示すことはできない．

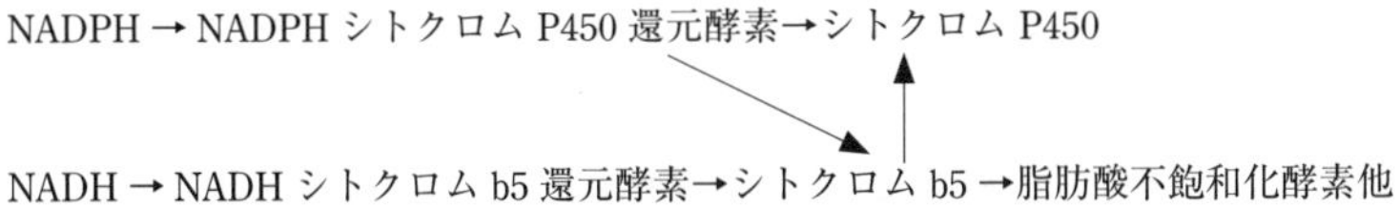

NADPH → NADPH シトクロム P450 還元酵素 → シトクロム P450

NADH → NADH シトクロム b5 還元酵素 → シトクロム b5 → 脂肪酸不飽和化酵素他

図 4.3 シトクロム P450 と関連酵素系の電子伝達の流れ

正解 2

◆1問1答◆

問1 シトクロム P450 による薬物酸化反応は，分子状酸素と補酵素に NADPH を用いる一原子酵素添加反応（モノオキシゲナーゼ）である．

解説 $RH + O_2 + NADPH + H^+ \longrightarrow ROH + H_2O + NADP^+$ （○）

4. 代謝

問2 シトクロム P450 には分子多様性があるが，それぞれの分子種の基質特異性は高いため，ある分子種で酸化される薬物は，他の分子種では酸化されない．

(解説) CYP の基質特異性は低いため，ある分子種で酸化される薬物が他の分子種でも酸化される場合もある．（×）

4.3 ◆ 酸化，還元，加水分解および抱合反応

問題 4.3 次の記述の中で正しいものはどれか．
1. イブプロフェンは CYP により還元される．
2. ロキソプロフェンはケト基が酸化されることにより活性化される．
3. アスピリンは酸化によりサリチル酸を生じる．
4. モルヒネはグルクロン酸抱合により，モルヒネ-3-グルクロニドとモルヒネ-6-グルクロニドを生じるが，モルヒネ-6-グルクロニドは鎮痛活性が高い．
5. イソニアジドはスルホトランスフェラーゼにより硫酸化され尿中に排泄される．

解法のポイント　4.1 で解説したように，薬物の代謝反応には酸化，還元，加水分解および抱合反応があり，これらの組合せにより，脂溶性薬物が水溶性薬物に変化し，排泄されやすくなる．それぞれの反応の代表的なものを列挙するので，しっかりと覚えること．

a）酸化反応

プロプラノロール ⟶ N-脱イソプロピル化（CYP1A2）

テオフィリン ⟶ N-脱メチル化（CYP1A2）

フェニトイン ⟶ 4-ヒドロキシ化（CYP2C9）

ジクロフェナク ⟶ 4-ヒドロキシ化（CYP2C9）

イブプロフェン ⟶ 側鎖水酸化（CYP2C9）

デキストロメトルファン ⟶ O-脱メチル化（CYP2D6）

コデイン ⟶ モルヒネ O-脱メチル化（CYP2D6）

4.3 酸化，還元，加水分解および抱合反応

　　クロルプロマジン ⟶ S-オキシド（CYP，フラビン含有モノオキシゲナーゼ（FMO））

b）還元反応

　　サラゾスルファピリジン ⟶ アゾ基の還元（腸内細菌）

　　ロキソプロフェン ⟶ ケト基の還元（ケト還元酵素）

c）加水分解

　　アスピリン ⟶ サリチル酸（カルボキシルエステラーゼ（CES））

d）抱合反応

　　モルヒネ ⟶ モルヒネ-3-グルクロニド（グルクロン酸抱合酵素，不活性）

　　モルヒネ ⟶ モルヒネ-6-グルクロニド（グルクロン酸抱合酵素，活性代謝物）

　　イソニアジド ⟶ アセチルイソニアジド（アセチルトランスフェラーゼ（NAT2））

解説

1（誤）イブプロフェンは CYP2C9 等により酸化的代謝を受ける．

2（誤）NSAID のロキソプロフェンは，ケト還元酵素によりケト基が立体選択的に活性代謝物の *trans*-OH 体に還元され薬効を示すプロドラッグである．

3（誤）アスピリンは，カルボキシルエステラーゼ（CES）による加水分解によりサリチル酸を生じる．

4（正）モルヒネはグルクロン酸抱合酵素により 2 つのグルクロン酸抱合体を生成するが，より多く生成されるモルヒネ-3-グルクロニドは不活性な代謝物で，少量生成するモルヒネ-6-グルクロニドのほうはモルヒネよりも鎮痛活性が高い活性代謝物である．

5（誤）イソニアジドはアセチルトランスフェラーゼ（NAT2）によりアセチル化されて排泄される．4.7 節でも述べているように，この NAT2 の活性には日本人と白人の間に大きな人種差がある．

正解　4

◆1問1答◆

問1 テオフィリンはCYP2D6によりN-脱メチル化代謝を受ける.
〔解説〕テオフィリンはCYP1A2によりN-脱メチル化代謝を受ける.（×）

問2 デキストロメトルファンはCYP2D6によりO-脱メチル化代謝を受ける.
〔解説〕鎮咳薬のデキストロメトルファンもコデインもCYP2D6で代謝される.（○）

問3 サラゾスルファピリジンは腸内細菌によるアゾ基の還元を受け5-アミノサリチル酸に代謝活性化されて抗炎症効果を発揮する.
〔解説〕サラゾスルファピリジンは大腸に到達してから腸内細菌によりアゾ基の還元を受ける.（○）

4.4 ◆ 薬物代謝反応と薬効の変化

問題4.4 次の記述の中で正しいものはどれか.
1 プリミドンは，加水分解を受けてフェノバルビタールになり薬効を発揮する.
2 インドメタシンファルネシルは，加水分解によりインドメタシンに代謝活性化されて薬効を発揮する.
3 テガフールは，還元酵素により5-フルオロウラシルに代謝活性化されて薬効を発揮する.
4 アザチオプリンはグルクロン酸抱合により6-メルカプトプリンに代謝活性化されて薬効を発揮する.
5 イミネペムは酸化代謝により薬効を失う.

〔解法のポイント〕 一般的に，薬物が薬物代謝酵素により代謝を受けると薬効を失うため，代謝過程で薬物が消失すると考える．しかし，官能基の生成により，薬効を発揮したり親化合物よりも薬効が高くなる場合があ

る．また，吸収の改善や副作用の軽減のために薬物を化学的に修飾するプロドラッグの場合は，化学修飾により薬効をマスクしているため，代謝により薬効を発揮する代表的な薬物である．表4.4に，活性代謝物をもつ薬物，表4.5にプロドラッグについてまとめた．

表4.4 活性代謝物をもつ薬物と薬理作用

薬物	活性代謝物	薬理作用
コデイン	モルヒネ	鎮痛
モルヒネ	モルヒネ-6-グルクロニド	鎮痛
アスピリン	サリチル酸	解熱鎮痛
プリミドン	フェノバルビタール	抗痙攣（抗てんかん）
イミプラミン	デシプラミン	抗うつ
アミトリプチリン	ノルトリプチリン	抗うつ
アザチオプリン	メルカプトプリン	免疫抑制

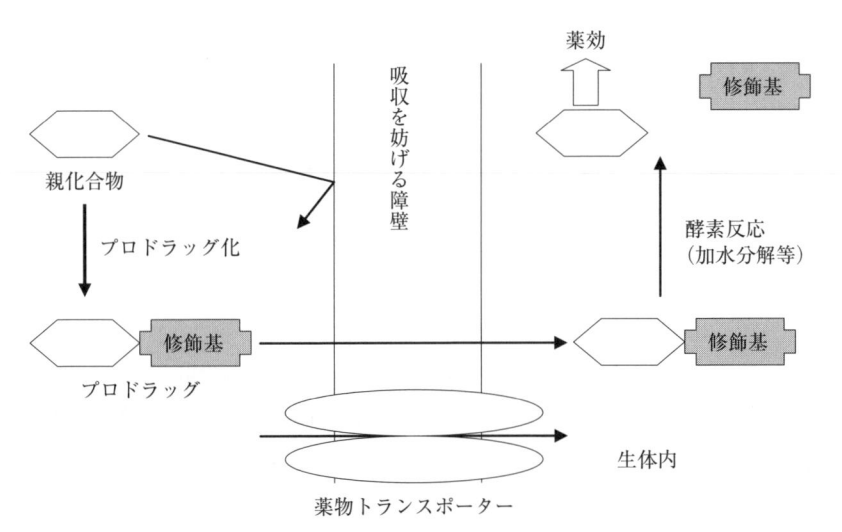

図4.4 プロドラッグの生体内における代謝活性化の概念図

表 4.5　代表的なプロドラッグの代謝活性化と目的

プロドラッグ	親化合物	代謝酵素	目　的
タランピシリン	アンピシリン	エステラーゼ	消化管吸収の改善（安定化を含む）
バカンピシリン	アンピシリン	エステラーゼ	
カンデサルタンシレキセチル	カンデサルタン	エステラーゼ	
フルスルチアミン	チアミン	非酵素的	
エナラプリル	エナラプリラート	エステラーゼ	
テガフール	5-フルオロウラシル	CYP	作用の持続
イリノテカン（CPT-11）	SN-38	エステラーゼ	副作用の軽減/作用の標的化
インドメタシンファルネシル	インドメタシン	エステラーゼ	
アシクロビル	アシクロビル三リン酸	チミジンキナーゼ	
ロキソプロフェン	トランス OH 体	ケト還元酵素	
ドキシフルリジン	5-フルオロウラシル	チミジンホスホリラーゼ	
カペシタビン	5-フルオロウラシル	エステラーゼ, シチジンデアミナーゼ, チミジンホスホリラーゼ	

解　説　1（誤）プリミドンは CYP による酸化的代謝によりフェノバルビタールに活性化される.

2（正）インドメタシンファルネシルは, 副作用（胃粘膜のプロスタグランジン阻害による粘膜障害）を軽減するためのプロドラッグで, エステラーゼによる加水分解反応により代謝活性化される.

3（誤）テガフールは, CYP2D6 により 5-フルオロウラシルに代謝活性化されて抗ガン活性を発揮する.

4（誤）アザチオプリンはグルタチオン抱合酵素により 6-メルカプトプリンに代謝活性化されて薬効を発揮する.

5（誤）イミネペムは加水分解により薬効を失う.

[正解] 2

◆ 1問1答 ◆

問1 ノルトリプチリンはCYPによりアミトリプチリンに代謝活性化され薬効を発揮する．

[解説] 逆である．アミトリプチリンはCYPによりノルトリプチリンに代謝活性化され薬効を発揮する．（×）

問2 カンデサルタンシレキセチルは副作用の軽減を目的としたプロドラッグである．

[解説] 消化管吸収の改善を目的としたプロドラッグ．（×）

問3 ドキシフルリジンは，がん細胞に多く存在するチミジンホスホリラーゼにより5-フルオロウラシルに代謝活性化されて抗がん作用を示す，副作用の軽減を目的としたプロドラッグである．

[解説] チミジンホスホリラーゼは正常細胞よりもがん細胞に多く存在するため，正常細胞では活性化されず，がん細胞で特異的に活性化されるプロドラッグである．（○）

4.5 ◆ 薬物代謝酵素とMichaelis-Menten式

問題 4.5 薬物代謝酵素反応がMichaelis-Menten式に従う場合，次の記述の中で正しいものはどれか．
1. 薬物濃度がミカエリス定数（K_m）よりも，著しく高い場合は薬物濃度と反応速度が比例する．
2. 薬物濃度がミカエリス定数（K_m）と同じ場合，反応速度は最大速度（V_{max}）となる．
3. 横軸に薬物濃度の逆数，縦軸に反応速度の逆数をプロットした場合，縦軸の切片は$1/K_m$を表す．
4. 薬物濃度がミカエリス定数（K_m）よりも，著しく低い場合は薬物濃度と反応速度が比例する．

> 5 横軸に薬物濃度の逆数，縦軸に反応速度の逆数をプロットした場合，横軸の切片は $1/V_{max}$ を表す．

解法のポイント　一般的に酵素反応速度に用いられる Michaelis-Menten 式についての知識を整理する．この式は，薬物トランスポーターの膜透過速度や非線形薬物動態にも使われ応用範囲の広い式なので，しっかりと覚える必要がある．

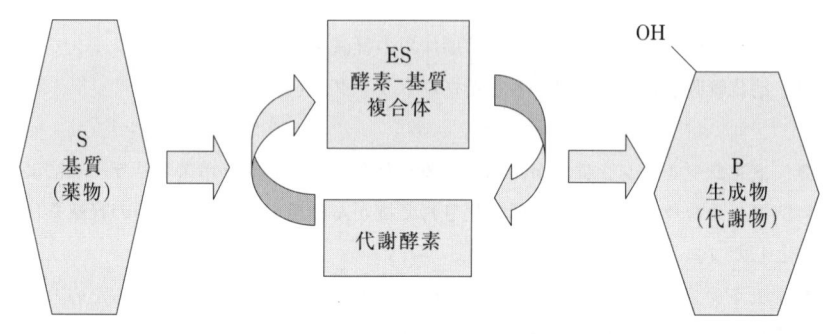

図 4.5　薬物代謝酵素反応の模式図

図 4.5 にミカエリス-メンテン式に従う薬物代謝酵素反応の模式図を示しているが，代謝酵素の反応に伴い基質となる薬物濃度が消失し，生成物である代謝物濃度が増加する．この反応の中で，基質濃度［S］(mol/L) は酵素濃度［E］よりも高いことを仮定しているので，酵素-基質複合体［ES］の濃度は，反応の初期（ミリ秒）を除いて一定となる．これに速度定数を入れて考えると，代謝酵素 E は基質薬物である S と酵素-基質複合体（ミカエリス複合体ともいう）ES を生じて，この ES は代謝酵素 E と代謝物 P を生成する（式 4.1）．この式の中で E は代謝酵素，S は基質薬物，ES は酵素-基質複合体，P は代謝物（生成物），k_1，k_2，k_{-1} はそれぞれ反応の速度定数を表している．

$$E + S \underset{k_{-1}}{\overset{k_1}{\rightleftarrows}} ES \overset{k_2}{\rightarrow} E + P \qquad (式 4.1)$$

この式から Michaelis-Menten の式が導けるが，ここでは式の展開

4.5 薬物代謝酵素と Michaelis-Menten 式

について他の本を参照することとして省略する．代謝酵素の反応では式 4.2 が Michaelis-Menten 式となるので，それぞれの単位を考えると，反応速度 v（mol/(L・min)），最大反応速度 V_max（mol/(L・min)），ミカエリス定数 K_m（mol/L），基質薬物濃度（mol/L）となる．

$$v(\text{mol}/(\text{L}\cdot\text{min})) = \frac{V_\text{max}(\text{mol}/(\text{L}\cdot\text{min}))\cdot[\text{S}](\text{mol/L})}{K_\text{m}(\text{mol/L}) + [\text{S}](\text{mol/L})} \quad (式\ 4.2)$$

次に，問題を解く鍵となる Michaelis-Menten 式の意味について，グラフを使って説明する．ここでは，K_m と基質濃度との大小関係について $K_\text{m} \gg [\text{S}]$ の場合，$K_\text{m} = [\text{S}]$ の場合，$K_\text{m} \ll [\text{S}]$ の場合について考える．

まず，$K_\text{m} \gg [\text{S}]$ の場合は分母の $[\text{S}]$ が K_m と比較して無視できるくらい小さいと考えることができるので式 4.2 は次のようになる．

$$v = \frac{V_\text{max}\cdot[\text{S}]}{K_\text{m} + [\text{S}]} = \frac{V_\text{max}\cdot[\text{S}]}{K_\text{m}} \quad (式\ 4.3)$$

この 4.3 式は，傾きが V_max/K_m の一次式と考えられ，薬物の濃度が K_m 値よりも低い場合に成り立つ．

$K_\text{m} = [\text{S}]$ の場合は，次のようになる．

$$v = \frac{V_\text{max}\cdot[\text{S}]}{K_\text{m} + [\text{S}]} = \frac{V_\text{max}\cdot[\text{S}]}{[\text{S}] + [\text{S}]} = \frac{V_\text{max}\cdot[\text{S}]}{2\cdot[\text{S}]} = \frac{V_\text{max}}{2} \quad (式\ 4.4)$$

すなわち，薬物濃度が K_m 値の場合の酵素反応速度は最大速度の半分となる．

最後に $K_\text{m} \ll [\text{S}]$ の場合は，分母の K_m が $[\text{S}]$ と比べて無視できるくらい小さいと考えることができるので，式 4.2 は，次のようになる．

$$v = \frac{V_\text{max}\cdot[\text{S}]}{K_\text{m} + [\text{S}]} = \frac{V_\text{max}\cdot[\text{S}]}{[\text{S}]} = V_\text{max} \quad (式\ 4.5)$$

これは，0 次式と考えることができる．基質濃度が K_m 値よりもかなり高い場合は，酵素反応速度が頭打ちになる．

しかしながら，Michaelis-Menten 式の意味がわかっても実際にこの式から K_m と V_max を求めるのは大変なので，次に式 4.2 の両辺を逆数にした Lineweaver-Burk の逆数プロットについて考えてみる．両辺を逆数にすると

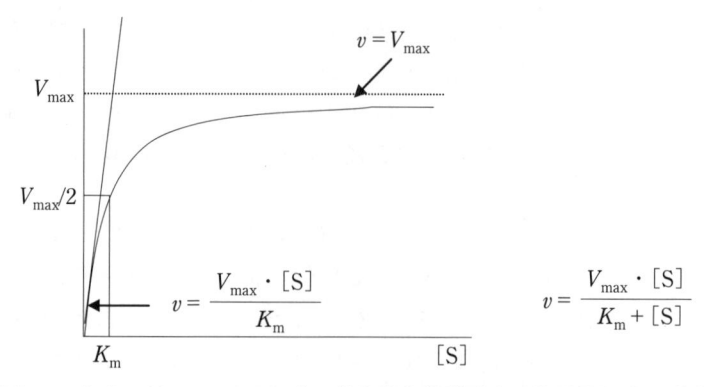

図 4.6　ミカエリス-メンテン式に従う薬物代謝酵素の基質薬物濃度 [S] と反応速度 v の関係

$$\frac{1}{v} = \frac{K_m + S}{V_{max} \cdot S} = \frac{K_m}{V_{max} \cdot S} + \frac{S}{V_{max} \cdot S} = \frac{K_m}{V_{max}} \cdot \frac{1}{S} + \frac{1}{V_{max}} \quad (式 4.6)$$

となり，整理すると式 4.7 のような一次式となることがわかる．

$$\frac{1}{v} = \frac{K_m}{V_{max}} \cdot \frac{1}{S} + \frac{1}{V_{max}} \quad (式 4.7)$$

そこで，この式についてグラフにすると，図 4.7 のグラフができる．

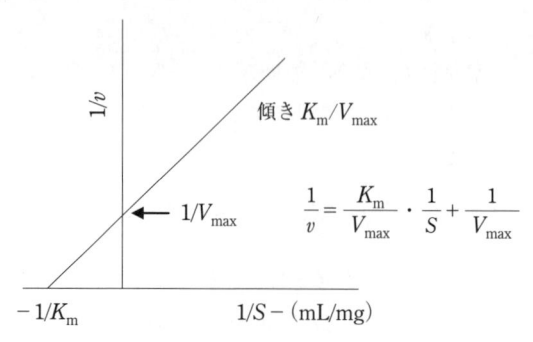

図 4.7　Lineweaver-Burk プロットによる K_m 値と V_{max} 値の求め方

この図 4.7 から，縦軸（$1/v$ 軸）切片は $1/V_{max}$ で横軸（$1/S$ 軸）切片は $-1/K_m$ であることがわかる．

解説 1（誤） 図4.6をみれば明らかなように，[S] ≫ K_m の場合は，$v = V_{max}$ となり，薬物濃度が高くなっても反応速度は変化しない（式4.5）．
2（誤） [S] = K_m の場合は，式4.4と図4.6から明らかなように，$v = V_{max}/2$ となる．
3（誤） Lineweaver-Burkの逆数プロットでは，縦軸（$1/v$軸）切片は $1/V_{max}$ となる．
4（正） [S] ≪ K_m の場合は図4.6と式4.3をみると明らかなように，一次式となり薬物濃度と反応速度が比例する．
5（誤） Lineweaver-Burkの逆数プロットでは，横軸（$1/S$軸）切片は $-1/K_m$ となる．

正解　4

◆1問1答◆

問1 次式はMichaelis-Mentenの式である．

$$v = \frac{V_{max} + [S]}{K_m \cdot [S]}$$

解説 Michaelis-Menten式では分母が足し算で分子がかけ算である．この式は正確に覚える必要がある．（×）

問2 次式はLineweaver-Burkの式である．

$$\frac{1}{v} = \frac{V_{max}}{K_m} \cdot \frac{1}{[S]} + \frac{1}{V_{max}}$$

解説 傾きの分子と分母が逆である．Michaelis-Menten式を正確に覚えていて，Lineweaver-Burk式の導き方を知っていれば間違えないので，しっかりと理解しておく必要がある．（×）

4.6 ◆ 初回通過効果

問題 4.6 量的バイオアベイラビリティが常に 100 % になる投与経路はどれか．
1　静脈内投与　　2　筋肉内投与　　3　経皮投与
4　直腸投与　　　5　経口投与

解法のポイント　バイオアベイラビリティ（生物学的利用能）には量的指標と速度的指標があり，量的バイオアベイラビリティとは，投与した薬物が体循環に入る割合を意味する．体循環（全身循環系）に直接投与する投与経路の場合のみ，量的バイオアベイラビリティは常に 100 % になる．

解説
1（正）　静脈内投与では体循環（全身循環系）へ薬物を直接投与するため，投与したすべての薬物が体循環へ入ることができる．したがって，量的バイオアベイラビリティは常に 100 % になる．

2〜5（誤）　筋肉内投与，経皮投与，直腸投与，経口投与のような血管外投与の場合，投与した薬物が体循環に入るためには，薬物が投与部位から体循環へ移行すること（吸収）が必要になる．ただし，血管外投与の場合，吸収過程において投与したすべての薬物が吸収されるわけではないので，量的バイオアベイラビリティは 100 % になるとは限らない．

正解　1

4.6 初回通過効果

問題 4.7 経口投与された薬物の初回通過効果に関与する組織をすべて選択せよ．
1　肝臓　　2　腎臓　　3　消化管　　4　肺　　5　心臓

解法のポイント　経口投与された薬物は食道，胃を通過した後，消化管腔に到達する．消化管腔に到達した薬物は，消化管粘膜を透過し消化管壁を経て門脈中へと移行する．さらに，門脈中に移行した薬物はすべて肝臓を通過した後，肝静脈に入り体循環に到達する．経口投与された薬物が体循環に移行するまでのこれらの過程（吸収過程）をイメージできるようにすることは，初回通過効果を理解する上で重要なポイントになる．

解　　説　経口投与された薬物が体循環（全身循環系）に移行するまでには，薬物の一部は消化管粘膜を透過できなかったり，消化管壁（主として小腸上皮細胞）や肝臓で代謝を受けるため（図4.8），投与した薬物のうち体循環に入る薬物量は静脈内投与の場合に比べて減少する．初回通過効果とは，血管外投与された薬物が体循環（全身循環系）へ入る前に代謝されることであり，特に肝臓による初回通過効果を肝初回通過効果と呼んでいる．経口投与された薬物の初回通過効果には，消化管と肝臓が関与している．

重　要　事　項
① 初回通過効果とは，血管外投与された薬物が体循環（全身循環系）へ入る前に代謝されることである．
② 肝臓や消化管は，経口投与された薬物の初回通過効果に関与する．

108 4. 代謝

消化管腔 消化管壁 門脈　　肝臓

F_a　F_g　　　F_h

　　　　　　　　　　　　　体循環

F_a：消化管粘膜を透過する割合
F_g：消化管壁において代謝を回避する割合
F_h：肝臓において代謝を回避する割合

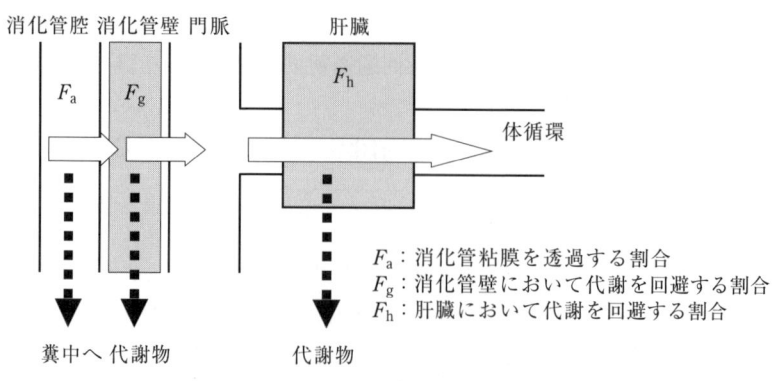

糞中へ　代謝物　　　代謝物

図 4.8　経口投与した薬物が体循環に移行するまでの模式図

正解　1，3

◆ 1問1答 ◆

問1　経口投与された薬物の初回通過効果が大きくなると，量的バイオアベイラビリティは上昇する．

(解説)　初回通過効果により，経口投与された薬物の一部は消化管壁や肝臓で代謝され，未変化体薬物の体循環（全身循環系）への移行量は低下する．したがって，初回通過効果の上昇により投与された薬物が体循環に入る割合である量的バイオアベイラビリティは低下し，薬物の血中濃度は低下する．（×）

問2　経口投与された薬物の量的バイオアベイラビリティは $F_a \times F_g \times F_h$ で表される．ただし，F_a は消化管粘膜を透過する割合，F_g は消化管壁において代謝を回避する割合，F_h は肝臓において代謝を回避する割合を表す．

(解説)　経口投与された薬物が体循環に移行するまでの過程をイメージし（図4.8），経口投与された薬物の量的バイオアベイラビリティが何によって決定されるかを考える．

　経口投与された薬物が体循環（全身循環系）に移行するまでには，薬物の一部は消化管粘膜を透過できなかったり，消化管壁や肝臓において初回通過効果を受ける．すなわち，経口投与された薬物のうち，消化管粘膜透を透過し，消化管壁や肝臓において代謝を回避することができた薬物のみが体循環（全身循環系）に入ることができる（図4.8）．したがって，経口投与された薬物の量的バイオア

ベイラビリティは，消化管粘膜透過率（F_a），消化管壁における代謝回避率（F_g），肝臓における代謝回避率（F_h）の積によって表される．（○）

問3 肝初回通過効果回避率（F_h）と肝抽出率（E_h）との間には，$F_h = 1 - E_h$ の関係がある．

解説 肝抽出率は，薬物が肝臓を1回通過するときに薬物が肝臓によって除去される割合を表す．肝抽出率と，肝臓における代謝（初回通過効果）回避率の関係を理解する．

薬物が組織を1回通過するときに，薬物が組織によって除去される割合を組織抽出率という．肝臓の場合を特に肝抽出率（E_h）と呼んでいる．肝抽出率は，理論的には肝臓への流入部位における薬物濃度（C_{in}）と流出部位における薬物濃度（C_{out}）の差 $C_{in} - C_{out}$ を，流入部位における薬物濃度（C_{in}）で割ることにより算出できる．

経口投与された薬物は体循環に入る前に肝臓を1回通過し肝初回通過効果を受ける．したがって，肝抽出率（E_h）は経口投与された薬物が肝初回通過効果をうける割合と等しくなることから，肝初回通過効果回避率（F_h）は，$1 - E_h$ と表すことができる．（○）

重要事項

① 肝抽出率（E_h）は，薬物が肝臓を1回通過するときに，肝臓によって除去される割合を表す．

② 肝初回通過効果回避率（F_h）と肝抽出率（E_h）との間には，$F_h = 1 - E_h$ の関係がある．

4.7 ◆ 薬物代謝酵素の阻害と薬物間相互作用

問題4.8 オメプラゾールを併用することにより，代謝が阻害されるものはどれか．
1 テオフィリン　2 ワルファリン　3 ジアゼパム
4 イミプラミン　5 シクロスポリン

4. 代謝

解法のポイント　代謝の重要な阻害様式の1つである競合阻害のメカニズムを理解する．また，オメプラゾールはシトクロム P450（CYP）2C19 による代謝の競合阻害薬であることを考える．

解　説　同一の CYP 分子種で代謝される薬物を併用したとき，CYP の同一の基質結合部位における薬物どうしの競合が起こり，薬物代謝が阻害される場合がある．この代謝の阻害様式を競合阻害と呼んでいる．競合阻害に基づく代謝阻害は，併用薬の CYP 結合部位への親和性と血中濃度に依存しており，併用薬の親和性および血中濃度が高いほど代謝阻害の程度は大きくなる．また，競合阻害は可逆的であり，併用薬の血中濃度が低下すると代謝阻害は起こらなくなる．

　テオフィリンは CYP1A2，ワルファリンは CYP2C9，ジアゼパムは CYP2C19，イミプラミンは CYP2D6，シクロスポリンは CYP3A4 の基質である．オメプラゾールは CYP2C19 による代謝を競合的に阻害することから，CYP2C19 の基質であるジアゼパムが正解となる．

重　要　事　項

競合阻害は，同一の CYP 分子種で代謝される薬物どうしの基質結合部位への競合によって生じる薬物代謝の阻害様式の1つである．

正解　3

問題 4.9　シトクロム P450 による代謝を阻害する H_2 受容体遮断薬はどれか．
　　1　シメチジン　　2　ラニチジン　　3　ファモチジン
　　4　ニザチジン　　5　ロキサチジンアセタート塩酸塩

解法のポイント　イミダゾール骨格を有する薬物は CYP の活性中心であるヘム鉄に結合することにより CYP の代謝活性を低下させる．イミダゾール骨格を有する H_2 受容体遮断薬はどれかを考える．

解説

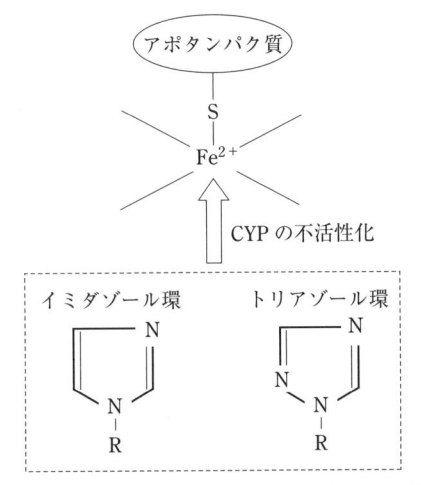

図 4.9 イミダゾール環やトリアゾール環を有する薬物による
シトクロム P450 阻害メカニズム

　シメチジンは，構造中にイミダゾール骨格を有している．イミダゾール骨格やトリアゾール骨格を有する薬物は骨格内の窒素原子を介して，ヘム鉄に結合することによりすべての CYP による代謝活性を低下させる（図 4.9）．シメチジンのヘム鉄への結合は可逆的であり，シメチジンの血中濃度が低下すると代謝阻害は起こらなくなる．シメチジンは特に CYP2D6 や CYP3A4 の代謝活性を強く阻害する．

正解　1

◆1問1答◆

問 1　薬物 A の代謝酵素が併用薬 B によって阻害されるとき，薬物 A の血中濃度は上昇する可能性がある．ただし，薬物 A は肝代謝によってのみ血中から消失するものとする．

(解説)　併用薬によって薬物の体内動態が変化する，いわゆる薬物動態学的相互作用の中で，代謝が変化することにより生じる薬物間相互作用は最も多い．併用薬による薬物代謝酵素の阻害と薬物の血中濃度の関係を理解する．

体循環に入った薬物Aの肝による代謝が併用薬Bによって阻害されることにより，薬物Aの血中からの消失は遅延する．また，経口投与された場合，薬物によっては消化管壁（主として小腸）や肝臓における初回通過効果が阻害され，体循環に入る未変化体薬物の割合（量的バイオアベイラビリティ）が高くなることがある．したがって，肝代謝によって消失する薬物Aの代謝酵素が併用薬Bによって阻害されると，血中からの消失の遅延や量的バイオアベイラビリティの上昇により，薬物Aの血中濃度は上昇し，過度の薬効発現や予期せぬ副作用を生じることがある．（○）

問2 アゾール系抗真菌薬はシメチジンと同様なメカニズムでシトクロムP450による代謝を阻害する．

(解説) アゾール系抗真菌薬はイミダゾール骨格やトリアゾール骨格を有しているためシメチジンと同様な阻害様式によりCYPの代謝を阻害する．

アゾール系抗真菌薬は構造中にイミダゾール骨格（ケトコナゾール，ミコナゾール，クロトリマゾール）やトリアゾール骨格（イトラコナゾール，フルコナゾール）を有している．したがって，シメチジンの場合と同様にヘム鉄に可逆的に結合することによりすべてのCYPによる代謝活性を低下させる（図4.9）．アゾール系抗真菌薬は特にCYP3A4の代謝活性を強く阻害する．（○）

問3 エリスロマイシンは競合阻害によりシトクロムP450による代謝を阻害する．

(解説) マクロライド系抗生物質によるCYP阻害様式を，シメチジンやアゾール系抗真菌薬による阻害様式との違いを考えながら理解する．

マクロライド抗生物質のうち14員環を有するエリスロマイシンは，CYP3A4により代謝され，NO基を有するニトロソ代謝物が生成される．このニトロソ代謝物はCYPのヘム鉄と共有結合し，複合体を形成することによりCYPの代謝活性を阻害する．エリスロマイシンのニトロソ代謝物とCYPの結合は共有結合であり，不可逆的であるため，エリスロマイシンやその代謝物の濃度が低下しても阻害活性は低下せず，阻害効果はCYPが新たに生合成されるまで持続する（3～4日程度）．エリスロマイシンは主としてCYP3A4の代謝活性を阻害する．

エリスロマイシン自身ではなくその代謝物がCYPに結合することにより代謝活性を阻害することやCYPへの結合が不可逆的である点が，シメチジンやアゾール系抗真菌薬によるCYP阻害様式と異なる．（×）

4.7 薬物代謝酵素の阻害と薬物間相互作用　**113**

問4　グレープフルーツジュースの飲用により，薬物の血中濃度が上昇する可能性がある投与経路はどれか．
1　静脈内投与　　2　筋肉内投与　　3　経皮投与
4　鼻腔内投与　　5　経口投与

〔解説〕　飲食物によっても薬物の代謝阻害は起こる．グレープフルーツジュースにより代謝が阻害される薬物の特徴や代謝阻害のメカニズムをよく理解すること．

　　グレープフルーツジュース（GF）の飲用により，小腸における初回通過効果が阻害される．ただし，ヒト小腸に発現しているCYPは主にCYP3A4であり，他のCYP分子種は少量しか発現していないため，CYP3A4の基質である薬物の小腸における初回通過効果が選択的に阻害される（図4.10）．したがって，代謝的観点からGF飲用時の相互作用が問題となるのは，CYP3A4の基質で，かつ小腸において初回通過効果をうける薬物が経口投与された場合に限定される．GFの飲用による薬物の血中濃度の上昇は，小腸における初回通過効果の阻害を原因とする量的バイオアベイラビリティの上昇に基づくものである．また，GFの飲用は小腸に発現しているP-糖タンパク質による輸送も阻害するため，輸送学的観点からは，P-糖タンパク質の基質である薬物を経口投与したときにも，GFとの相互作用が生じ薬物の血中濃度が上昇する可能性がある．5が正解．

　　なお，P-糖タンパク質の詳細については，p.16, 75を参照されたい．

　　静脈内投与された薬物は直接体循環に入る．筋肉内投与，経皮投与，鼻腔内投与された薬物は，小腸壁を通過することなく体循環へはいる．一方，経口投与された薬物は，体循環に入る前に小腸における初回通過効果がGFにより阻害されるため，血中濃度が上昇する可能性がある．

重要事項

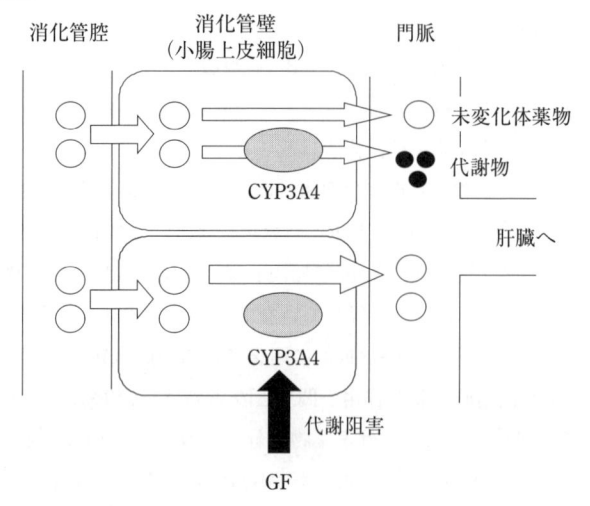

```
消化管腔    消化管壁        門脈
          (小腸上皮細胞)
                          ○  未変化体薬物
             CYP3A4
                          ●● 代謝物
                          ●

                             肝臓へ

             CYP3A4

              ↑ 代謝阻害
              GF
```

図 4.10 グレープフルーツジュース（GF）による代謝阻害メカニズム

グレープフルーツジュースの飲用により，CYP3A4 の基質である薬物の小腸における初回通過効果や P-糖タンパク質による輸送が阻害される．

4.8 ◆ 代謝酵素の誘導と薬物間相互作用

問題 4.10 ニフェジピンを服用している患者が併用した場合，薬物間相互作用が問題となる抗結核薬はどれか．
1　イソニアジド　　　　　2　リファンピシン
3　ストレプトマイシン硫酸塩
4　エタンブトール塩酸塩　　5　ピラジナミド

解法のポイント　薬物の中には，代謝酵素含量の上昇（酵素誘導）を起こすものがある．代表的な酵素誘導薬をいえるようにする．また，酵素誘導による薬物間相互作用は代謝阻害とは逆の現象であることを理解する．

4.8 代謝酵素の誘導と薬物間相互作用　115

解説　抗結核薬であるリファンピシンは小腸や肝臓における代謝酵素含量の上昇をおこす代表的な酵素誘導薬である．リファンピシンは，CYP 分子種のうち CYP3A4，CYP2C9，CYP2C19 を誘導する．したがって，リファンピシンを併用することにより，循環血中からの薬物消失の促進や初回通過効果の上昇により，薬物の血中濃度が低下し薬効が減弱することがある．リファンピシンは CYP に加えて P-糖タンパク質も誘導することが知られている．なお，P-糖タンパク質の詳細については，p. 16, 75 を参照されたい．ニフェジピンは CYP3A4 の基質であるため，リファンピシンを併用することにより血中濃度が低下し薬効が減弱する危険性がある．

正解　2

問題 4.11　シトクロム P450 を誘導するバルビツール酸誘導体はどれか．
1　チオペンタール　　　2　チアミラール
3　ペントバルビタール
4　バルビタール　　　　5　フェノバルビタール

解法のポイント　リファンピシンとならび代表的な酵素誘導薬である抗てんかん薬をいえるようにする．

解説　抗てんかん薬であるフェノバルビタール，フェニトイン，カルバマゼピンもリファンピシンと同様に代表的な酵素誘導薬である．フェノバルビタール，フェニトインは，CYP 分子種のうち CYP3A4，CYP2C9，CYP2C19 を誘導し，カルバマゼピンは CYP3A4 を誘導する．これらの抗てんかん薬は自身の代謝に関与する CYP 分子種も誘導する．フェノバルビタール，フェニトイン，カルバマゼピンの治療域は狭いことから，これらの抗てんかん薬を用いた治療には，自身の代謝に関与する CYP 分子種の誘導を考慮した投与計画が要求される．

正解　5

◆ 1問1答 ◆

問1 セント・ジョーンズ・ワート（西洋オトギリソウ）はCYP3A4を誘導し，薬物の血中濃度を低下させる可能性がある．

(解説) 健康食品中に含まれ，抗うつ作用を有するセント・ジョーンズ・ワート（西洋オトギリソウ，St）は，小腸上皮細胞や肝臓に存在するCYP3A4を誘導する．したがってStとCYP3A4の基質である薬物を併用すると，薬物の小腸や肝臓における初回通過効果の増大により，量的バイオアベイラビリティが減少したり，循環血中からの薬物の消失が促進されることにより，血中濃度が低下する可能性がある．臨床的には，小腸における初回通過効果の増大による血中濃度の低下が問題となっている．

　StはP-糖タンパク質も誘導するので，P-糖タンパク質の基質とStを併用すると，小腸，肝臓，腎臓等の組織におけるP-糖タンパク質による薬物の排出が増大し，血中濃度が低下する可能性がある．なお，P-糖タンパク質の詳細については，p. 16, 75を参照されたい．（○）

問2 喫煙によりシトクロムP450（CYP）分子種のうち，CYP3A4が誘導される．

(解説) 薬物ばかりでなく，喫煙等の生活習慣を原因として代謝酵素が誘導されることがある．喫煙により誘導されるCYP分子種と代表的な基質をいえるようにする．

　喫煙によりCYP1A2が誘導され，喫煙者におけるCYP1A2の基質であるテオフィリンの血中からの消失（全身クリアランス）は，非喫煙者に比べ上昇することが知られている．喫煙によるCYP1A2の誘導は，薬物ばかりではなく生活習慣が薬物の体内動態に影響を及ぼすことがあることを示す典型的な例である．（×）

4.9 ◆ 薬物代謝の変動要因

問題4.12 オメプラゾールの代謝に関与し，遺伝多形があることが知られているシトクロムP450（CYP）分子種はどれか．
　　1　CYP1A2　　2　CYP2C9　　3　CYP2C19

4　CYP2D6　　5　CYP3A4

解法のポイント　遺伝子変異により，特定の薬物代謝酵素の活性低下や欠損を有する個体が，人口のおおよそ1％以上存在する場合を遺伝多形と呼んでいる．一部のCYP分子種をはじめとするいくつかの代謝酵素には遺伝多形が存在し，遺伝多形は薬物代謝における個体間変動の主要な要因の一つである．遺伝多形による代謝活性の変化や遺伝多形が存在するCYP分子種をいえるようにする．

解　説　薬物代謝酵素に遺伝多形が存在する場合，患者は代謝能の低いpoor metabolizer（PM）と代謝能の高いextensive metabolizer（EM）に大別される．オメプラゾールの代謝に関与するCYP2C19には遺伝多形が存在する．PMの場合，薬物代謝活性の低下により循環血中からの薬物の代謝による消失が遅延し，血中濃度が上昇する結果，過度の薬効発現や副作用が生じやすくなる．CYP分子種のうち，CYP2C9，CYP2D6にも遺伝多形が存在することが知られている．遺伝多形は一塩基の違いを原因としている場合も多く，これを特に一塩基多形 single nucleotide polymorphisms（SNPs）と呼んでいる．

正解　3

◆1問1答◆

問1　シトクロムP450以外の代謝酵素には遺伝多形は存在しない．

解説　シトクロムP450以外の代謝酵素にも遺伝多形は存在する．代表的なものとして抱合代謝酵素であるN-アセチル転移酵素やチオプリン・メチル基転移酵素がある．抗結核薬であるイソニアジドのアセチル化に関与するN-アセチル転移酵素の遺伝多形により，患者はアセチル化の遅い群（slow acetylater）と速い群（rapid acetylater）に分けられる．アセチル化の遅い群（slow acetylater）では，循環血中からのイソニアジドの代謝による消失が遅延し，血中濃度が上昇する．

シトクロムP450や抱合代謝酵素の遺伝多形には人種差が存在する．N-アセチ

ル転移酵素の遺伝多形の例では，日本人において slow acetylater は人口の 10 % 程度であるが，白人では約 50 % を占めている．（×）

問 2 肝硬変等の慢性的肝疾患により肝血流速度が減少したとき，リドカインやプロプラノロールの循環血中からの消失は遅延する．

(解説) 肝硬変等の慢性的肝疾患による肝機能の低下を起因として，シトクロム P450 代謝活性の低下，肝血流速度の低下，タンパク合成能の低下による薬物の非結合型分率の上昇を生じる．これらの病態生理学的変化は代謝を中心とした薬物の体内動態に影響を及ぼす．

リドカインやプロプラノロールのような肝抽出率の大きな薬物の循環血中からの代謝による消失（肝クリアランス）は，肝血流速度に依存している．したがって，肝硬変などの慢性的肝疾患により肝血流速度が減少すると，リドカインやプロプラノロールの循環血中からの代謝による消失は遅延し，血中濃度は上昇する．また，アンチピリンやテオフィリンのように，肝抽出率が小さく，かつ血漿タンパクとの結合が低い薬物の代謝による循環血中からの消失は，肝臓のシトクロム P450 代謝活性に依存しているため，慢性的肝疾患により血中濃度が上昇することが知られている．（○）

問 3 薬物の代謝には加齢による影響は認められない．

(解説) 高齢者では，肝臓や腎臓などの機能が低下する．加齢によるこれらの生理学的機能の低下は薬物の体内動態に影響を及ぼす．

加齢により肝機能は低下するため，高齢者においては肝血流速度やほとんどのシトクロム P450 の代謝活性が低下する．したがって，代謝により循環血中から消失する薬物の血中濃度は，高齢者において上昇する傾向がある．（×）

5 排泄

到達目標
1. 腎における排泄機構について説明できる．
2. 腎クリアランスについて説明できる．
3. 胆汁中排泄について説明できる．
4. 腸肝循環を説明し，代表的な腸肝循環の薬物を列挙できる．
5. 唾液・乳汁中への排泄について説明できる．
6. 薬物動態に起因する相互作用の代表的な例を挙げ，回避のための方法を説明できる．

5.1 ◆ 腎の構造と尿中排泄機構

問題 5.1　腎臓の構造と糸球体ろ過に関する記述のうち，正しいものはどれか．
1　ネフロンは糸球体と尿細管で構成される．
2　健常人における糸球体ろ過速度は 1.5 L/min である．
3　血漿中でタンパク質と結合した薬物は糸球体でろ過されない．
4　分子量 10 kDa の高分子は糸球体でろ過されない．
5　正電荷をもつ低分子薬物よりも，負電荷をもつ低分子薬物が糸球体でろ過されやすい．

解法のポイント　腎臓における3種類の薬物排泄機構（糸球体ろ過，尿細管分泌，尿細管再吸収）について，その特徴や薬物の性質との関係，関連する薬物名をしっかり理解することが重要である．
　1　ネフロンは腎臓の最小構成単位である．ボウマン嚢，尿細管（管内を原尿が流れる）および糸球体（管内を血液が流れる）で

構成される．尿細管は糸球体に近い部分から，近位尿細管，ヘンレ係蹄，遠位尿細管に区別される．近位尿細管には栄養物質や薬物，イオンを輸送する輸送担体が発現しており，有機アニオンや有機カチオンの分泌，栄養物質の再吸収が行われる．一方，遠位尿細管では受動拡散による一般薬物の再吸収が起こる．腎臓1個当たり約100万〜125万本のネフロンが含まれるといわれている．

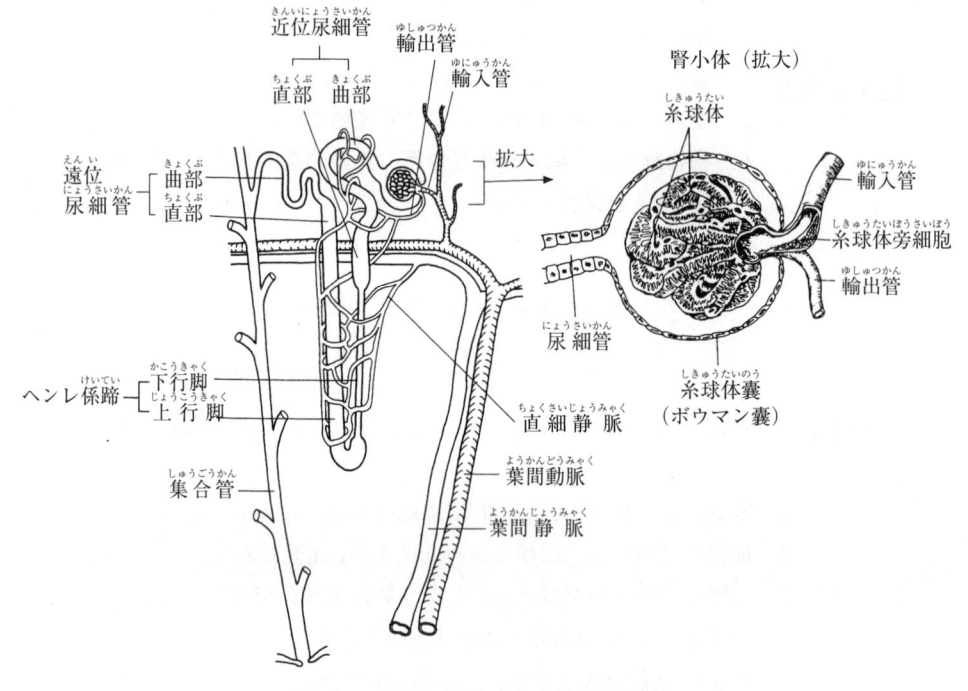

図 5.1 腎臓の構造（糸球体と尿細管）

2 選択肢の「1.5 L/min」はヒトの肝血流速度であり，健常人における糸球体ろ過速度は 120〜130 mL/min である．健常人における腎血漿流量は約 500〜650 mL/min であることから，腎臓に流れ込んだ血漿の約 20 % が糸球体でろ過されることがわかる．また，糸球体ろ過速度から1日当たり 150〜200 L もの原尿が生成することになるが，ナトリウムの再吸収に伴って，原尿中の 99 % の水が再吸収されるため，実際の尿量は1日当た

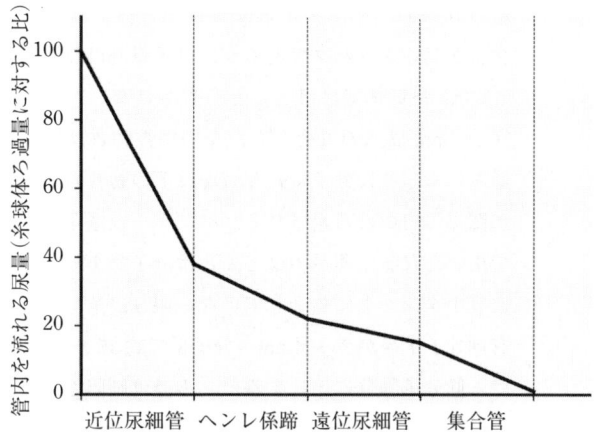

図 5.2 尿細管における水の再吸収
（尿細管各部位における尿量の変化）

り約 1.5 L である．水の再吸収が最も活発に起こっている部位は近位尿細管であり，約 60 % の水が近位尿細管で再吸収される（図 5.2 参照）．

3 糸球体におけるろ過は，腎臓における薬物排泄の基本である．ろ過されるかどうかを決定する薬物側の性質としては，そのサイズ（分子量）が，ろ過のされやすさを決定する薬物側の性質としては，薬物の荷電状態が重要である（薬物の電荷と糸球体ろ過との関係は下記 5 を参照）．

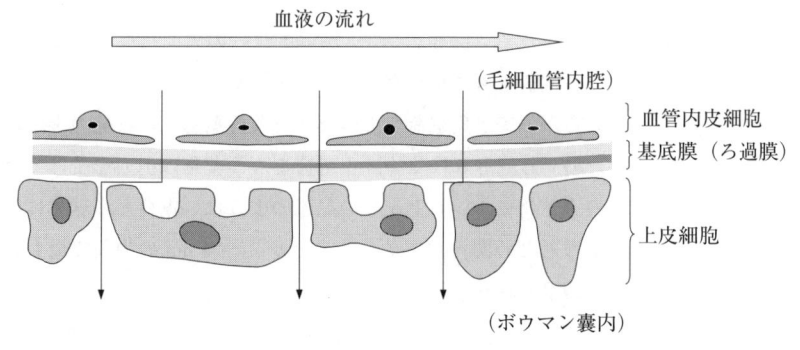

図 5.3 腎尿細管の微細構造

まず，有効分子半径が 4 nm 以上のサイズの大きい物質はろ

過されない．アルブミンは血漿タンパク質の中で，最もその含量が高いタンパクであるが，分子量69 kDa，分子半径約3.5 nmで，糸球体ではほとんどろ過されない．一方，有効分子半径が2 nm以下の電荷をもたない中性物質は何の制限もなくろ過される．特に分子量約5 kDa以下の物質のろ過は荷電状態と無関係に自由にろ過される．ペプチド性医薬品を除いて，臨床で用いられる医薬品のほとんどは分子量1 kDa以下であるため，血漿中タンパクに結合していない限り，糸球体でろ過される．

有効分子半径が2～4 nm（分子量で約10～50 kDa）の物質では，低分子物質に比較すると，ろ過は制限され，電荷の影響が強く現れる．したがって，低分子薬物の糸球体におけるろ過速度を決める重要な因子は血漿中でのタンパク結合率であり，結合率の低下に伴い低分子薬物のろ過速度は増大する．

4　通常，高分子薬物は尿細管分泌を受けることはないので，高分子薬物が尿中排泄されるかどうかは，糸球体ろ過を受けるか，受けないかにかかっている．糸球体ろ過に関する分子量閾値は50 kDa前後である．分子量5 kDa以下の低分子薬物とは異なり，何の制限もなくろ過されるわけではないが，分子量10 kDaの高分子は糸球体ろ過を受け，尿中に排泄される．

5　薬物の電荷の種類（正電荷をもつか，負電荷をもつか）は，糸球体におけるろ過の程度を決定する重要な因子である．糸球体は血管内皮細胞，基底膜，上皮細胞の3種類の細胞・膜構造で構成される（図5.3参照）が，これらの表面にはシアル酸などの負電荷をもつ糖が存在しているため，負電荷を有している．したがって，負電荷をもつ薬物（酸性薬物）は反発力を受けるため，ろ過されにくく，正電荷をもつ薬物は引力を受けるため，ろ過されやすい．上記3の記述のように，電荷と糸球体におけるろ過との関係は有効分子半径が2～4 nmの物質で最も顕著に観察される．

正解　3

◆ 1問1答 ◆

問1 健常人における糸球体ろ過速度は約 130 mL/min である．
解説 （○）

問2 血漿タンパク質との結合は薬物の腎排泄に影響を与えない．
解説 血漿タンパク質に結合することで見かけの分子量が大きくなった薬物は，糸球体でろ過されない．タンパク結合率が高い薬物は腎排泄されにくいことが知られている．（×）

問3 薬物の脂溶性が高いほど，糸球体ろ過されやすい．
解説 糸球体ろ過の程度を決定する薬物側の重要な性質は分子量であり，薬物の脂溶性と糸球体ろ過には直接的な関係はない．しかし，一般に薬物の脂溶性の増大とともに，そのタンパク結合率が増大する傾向にあるため，脂溶性の増大に伴い，薬物が糸球体ろ過されにくくなることは事実である．（×）

問4 分子量 5 kDa のタンパク質と結合した薬物は糸球体でろ過される．
解説 タンパク質であっても，その分子量が 5 kDa である場合は，糸球体ろ過の分子量閾値よりも小さいため，タンパク質自体がろ過される．このようなタンパク質に結合した低分子薬物はタンパク質とともに糸球体でろ過される．（○）

問5 投与量の増大に伴い，薬物の血中タンパク結合が飽和した場合，薬物の尿中排泄速度は低下する．
解説 血中濃度の増大に伴い，血中タンパク結合が飽和すると，薬物のタンパク結合率の低下・タンパク非結合率の増大が観察される．タンパク非結合率が増大すると，糸球体における薬物のろ過速度が増大するため，一般に薬物の尿中排泄速度は増大する．（×）

124　5. 排　泄

問題 5.2　薬物の腎排泄に関する記述のうち，正しいものはどれか．
1. 尿細管で分泌を受ける薬物は主として有機酸で，有機塩基は分泌されない．
2. 一般薬物は促進拡散により尿細管で再吸収を受ける．
3. グルコースなどの栄養物質は受動輸送により尿細管で再吸収される．
4. β-ラクタム系抗生物質が尿細管において，能動的な再吸収を受ける場合がある．
5. 尿 pH の低下に伴い，酸性薬物の尿中排泄速度は増大する．

解法のポイント　尿細管における薬物の動態には分泌と再吸収の 2 つの過程がある．それぞれの過程における輸送方向，輸送機構の特徴，薬物の性質との関係について，しっかりと理解する必要がある．

解　説　1　近位尿細管には，アニオン性物質およびカチオン性物質を認識して能動輸送する各種の輸送担体が発現している（図 5.4 参照）．これらの輸送担体の基質は分子内に負電荷あるいは正電荷をもつという特徴のほかは構造上の共通点も少なく，輸送担体の基

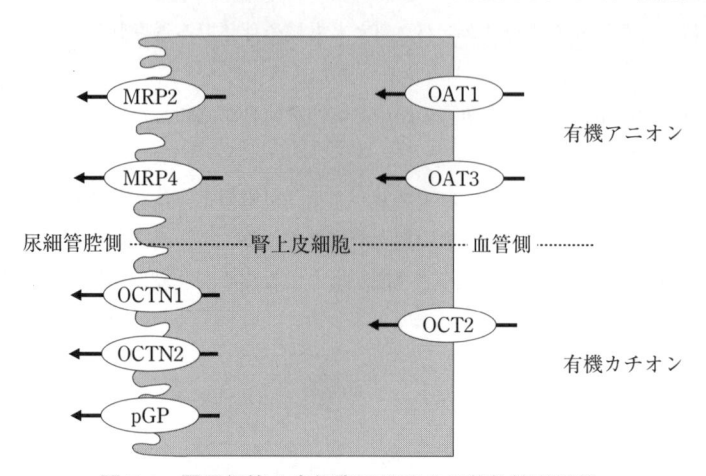

図 5.4　腎尿細管上皮細胞に発現する薬物輸送担体

質特異性は低い．これらの輸送担体は異物の体外排泄機構であり，その低い基質特異性はその役割にかなっている．腎尿細管で能動輸送により分泌される代表的な薬物を表5.1にまとめた．

表5.1 腎尿細管において，能動輸送により尿中へ排泄される化合物

有機アニオン	有機カチオン
パラアミノ馬尿酸	プロカインアミド
メトトレキサート	モルヒネ
サリチル酸	アトロピン
フロセミド	シメチジン
インドメタシン	ドパミン
アセタゾラミド	コリン
ペニシリン類	ヘキサメトニウム
フェノールスルホンフタレイン	テトラエチルアンモニウム

2 一般薬物の尿細管再吸収には，再吸収を促すような特別な仕組みは存在せず，薬物は受動輸送によって再吸収される．受動輸送である以上，pH分配仮説が成立する．つまり，薬物の脂溶性

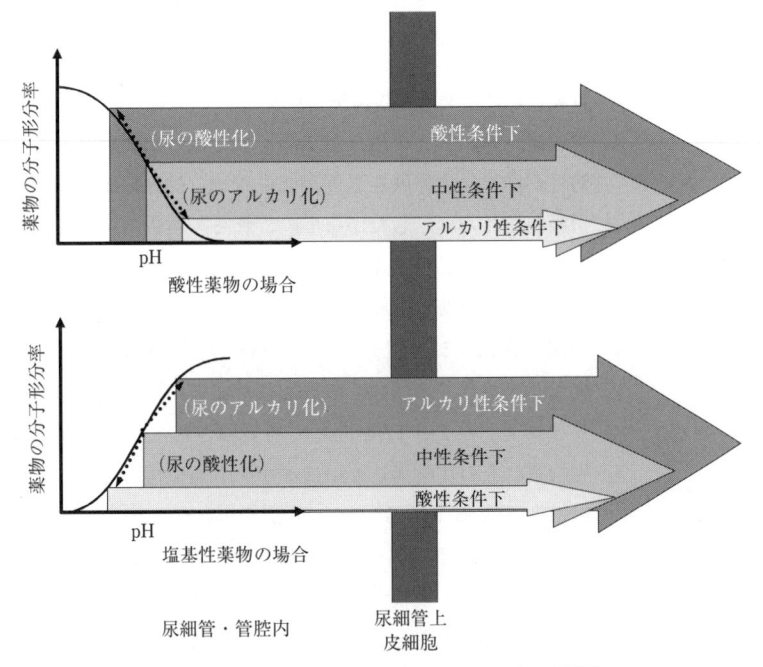

図5.5 薬物の尿細管吸収と尿pHとの関係

および薬物の pK_a と溶解している尿の pH が再吸収の程度を決定する．糸球体ろ過された直後の原尿と血液との間には濃度勾配が存在せず，受動輸送の駆動力はないが，問題 5.1 の選択肢 2 で解説したとおり，水の再吸収とともに薬物は濃縮され，遠位尿細管においては，尿から血液に向けた濃度勾配が生じる．この濃度勾配が再吸収の駆動力となる．

表 5.2 薬物の腎排泄機構のまとめ

	糸球体ろ過	尿細管分泌	尿細管再吸収
メカニズム	ろ過	能動輸送	能動輸送（栄養物質） 受動拡散（一般薬物）
方向	排泄（血液→尿）	排泄（血液→尿）	吸収（尿→血液）
影響を与える薬物側の因子	分子量 荷電状態と電荷の種類 タンパク結合率	—	脂溶性 薬物の pK_a （尿の pH）
関連化合物	クレアチニン イヌリン	ペニシリン プロベネシド メトトレキサート	炭酸水素ナトリウム （尿をアルカリ化） アスコルビン酸 （尿を酸性化）

腎臓における薬物の排泄機構のまとめを表 5.2 に示す．

3 グルコース，アミノ酸，ビタミン類などの栄養物質の多くは水溶性が高く，生体膜透過性が悪いため，受動拡散ではほとんど再吸収されない．したがって，これらの物質の尿中排泄を阻止するために，各種輸送担体が近位尿細管に発現している．そのほとんどは能動輸送系である．

4 腎尿細管にはジペプチド，トリペプチドを輸送する PEPT2 が発現しており，糸球体でろ過された血液由来のジペプチド，トリペプチドが PEPT2 を介して再吸収される．β-ラクタム系抗生物質はその化学構造の中にペプチド類似構造をもっており，PEPT2 の基質である．したがって，β-ラクタム系抗生物質が PEPT2 により再吸収を受ける場合がある．なお，ジペプチド，トリペプチドを吸収するために小腸に発現している輸送担体は PEPT1 である．細胞内外の水素イオンの濃度勾配が駆動力であり，ジペプチド，トリペプチドと水素イオンが交換輸送される．

5 一般薬物は尿細管において受動拡散で再吸収される．酸性薬物は尿 pH の低下に伴って，分子形の割合が増大し，膜透過性が増大する．その結果，再吸収されやすくなるため，尿中に排泄される薬物量が減少する．尿中での薬物の膜透過性が良好になると，薬物の尿中排泄速度は低下する．

正解　4

◆1問1答◆

問 1　血液中で電荷をもたない中性の薬物は尿細管で分泌されない．
解説　近位尿細管における分泌は有機アニオン輸送担体，有機カチオン輸送担体を介して行われる．これらの輸送担体の基質特異性は低いものの，その名称からもわかるとおり，分子内の負電荷あるいは正電荷は基質薬物の性質として必須である．したがって，電荷をもたない中性薬物が尿細管で分泌されることはない．（○）

問 2　グルコースは，促進拡散により尿細管で再吸収される．
解説　グルコースの輸送系には，駆動力を必要としない促進拡散系と Na^+ イオンの濃度勾配を駆動力とする能動輸送系の 2 種類が存在するが，グルコースは能動輸送系を介して再吸収される．グルコースの再吸収は，主として近位尿細管において行われるが，近位尿細管では水の再吸収が不十分で，尿から血液へ向けた濃度勾配が存在しない．促進拡散による再吸収では不完全なため，能動輸送系が機能していると考えられる．（×）

問 3　尿 pH の増大に伴って，塩基性薬物の尿中排泄速度は増大する．
解説　尿の pH が増大すると，塩基性薬物の分子形の割合が増大し，尿細管で再吸収されやすくなる．その結果，尿中排泄率は低下する．（×）

問 4　尿量の増加に伴い，一般薬物の尿中排泄速度は増大する．
解説　尿量が増加した場合，遠位尿細管における尿中薬物濃度が相対的に減少し，血液との間の濃度勾配が減少すること，さらに，尿細管内の薬物滞留時間が短くなることが原因で，薬物が再吸収されにくくなると考えられる．したがって，尿量が増加すると，一般薬物の尿への排泄速度は増大する．（○）

5.2 ◆ 腎クリアランス

> **問題 5.3** 腎クリアランスに関する記述のうち，正しいものはどれか．
> 1 薬物の尿中排泄速度が血中濃度に比例する場合，その比例定数が腎クリアランスである．
> 2 イヌリンの腎クリアランスは腎血漿流量に等しい．
> 3 健常人におけるグルコースの腎クリアランスは糸球体ろ過速度に等しい．
> 4 パラアミノ馬尿酸の腎クリアランスは血中濃度の増大とともに増大する．
> 5 クリアランス比が1よりも大きい薬物は尿細管分泌を受けない．

解法のポイント 腎臓は肝臓とともに薬物の消失を担当する主要な臓器で，そのクリアランスは薬物の体内動態を考える上で非常に重要である．腎臓は主として水溶性薬物の消失を担っており，ろ過，分泌，再吸収のそれぞれの過程に関連深い薬物が存在する．各薬物の腎排泄の特徴と腎クリアランスの値あるいは腎クリアランスの濃度依存性についてしっかり理解することが重要である．

解　説 1 腎クリアランスに限らず，クリアランスとは薬物の体内動態に関する速度とある場所における薬物濃度に比例関係が成立する場合，その比例定数として定義される．速度の単位は［量/時間］，濃度の単位は［量/体積］であるから，クリアランスの単位は［体積/時間］となる．この単位が示す具体的な内容は，腎クリアランスを例にとると，クリアランスの値が示す体積の血液に含まれる薬物が単位時間に尿中に排泄されることを表している．

　薬物の腎クリアランスを求めるためには，まず，薬物を投与し，一定時間，蓄尿と採血を行い，血中薬物濃度と尿中薬物濃

度を測定する．蓄尿時間と尿中排泄量から尿中排泄速度を求め，さらに，血中濃度の経時変化から蓄尿時間における平均血中濃度を計算する．平均尿中排泄速度を平均血中濃度で割り算をすることによって，腎クリアランスを計算する．また，尿中排泄量を血中濃度の積分値（AUC）で割り算することによっても，薬物の腎クリアランスを計算することができる．

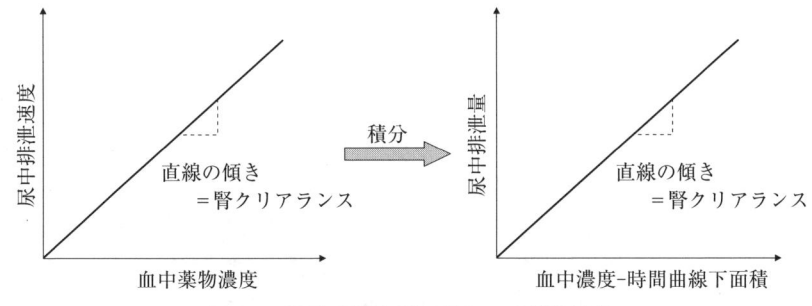

図 5.6　薬物の腎クリアランスの計算方法

2　イヌリンはその物理化学的性質（平均分子量約 5 kDa の水溶性高分子）から，
　① 血中でタンパク質と結合しない
　② 中性物質であるため，尿細管で分泌されない
　③ 水溶性が高いため，尿細管で再吸収されない
という特徴をもっているため，イヌリンの腎クリアランスは糸球体ろ過速度に等しい．このような性質をもつもう一つの物質は，内因性のクレアチニンである．

130　5. 排　泄

[イヌリン]　　　　　　　　　[クレアチニン]

　クレアチニンは筋肉におけるリン酸の貯蔵物質であり，筋肉から一定の速度で血液に放出される．したがって，その血清中濃度は定常状態にあり，血清中濃度が腎機能（糸球体ろ過速度）の指標となる．つまり，血清中濃度が高い場合は，血液からの消失，つまり腎機能が低下していることを意味する．男性における正常値は 7 〜 13 mg/L（0.7 〜 1.3 mg/dL）で，女性の正常値は 6 〜 10 mg/L（0.6 〜 1.0 mg/dL）である．筋肉量に性差がある（女性の筋肉量が男性よりも少ない）ため，女性における標準値は男性の標準値よりも低い．また，クレアチニンクリアランス（糸球体ろ過速度）CL_{cr} と血清クレアチニン濃度 C_{cr}，年齢，体重（kg）との間には，次の Cookcroft-Gault の式が成立することが知られている．

$$CL_{cr} = \frac{(140 - 年齢) \times 体重 [kg]}{72 \times C_{cr}}$$

ただし，女性の場合は得られた値の 85 % である．

　腎クリアランスが腎血漿流量に等しい薬物は，腎臓を 1 回通過する間に，その全量が尿細管分泌によって尿中に排泄される薬物であり，フェノールスルホンフタレイン（PSP）が実例として挙げられる．

3　正常な血糖値では，尿細管におけるグルコースの再吸収は完全であり，グルコースが尿中に排泄されることはない．したがって，健常人におけるグルコースの腎クリアランスはゼロである．

ところが，糖尿病患者のように血糖値が高くなると，尿細管内のグルコース濃度が顕著に高くなり，グルコース輸送担体の輸送活性が飽和する．その結果，糸球体でろ過されたグルコースを回収しきれなくなり，グルコースが尿中に排泄される．グルコースの血中濃度と腎クリアランスとの関係をグラフ化すると，図 5.7 のようになる．

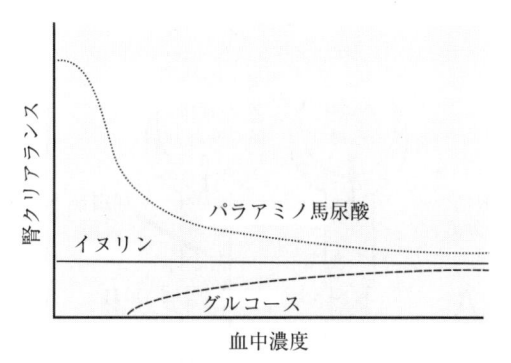

図 5.7 パラアミノ馬尿酸，イヌリン，グルコースの血中濃度と腎クリアランスとの関係

　血糖値が正常範囲にある場合，輸送担体により再吸収が完全に行われる結果，グルコースが尿中に排泄されることはない．ところが，血糖値の上昇に伴い担体輸送が飽和すると，再吸収されないグルコースが尿中に排泄されるようになる．これがまさに糖尿病の病態である．グルコースは尿細管で分泌されないため，血中濃度の増大に伴い，その腎クリアランスはイヌリンの腎クリアランス（糸球体ろ過速度）に近づく．なお，糸球体ろ過のみで排泄されるイヌリンの腎クリアランスは血中濃度に依存せず，一定値を示す．

4　パラアミノ馬尿酸は尿細管において，有機アニオン輸送担体を介して能動的に分泌される．したがって，血中濃度の上昇とともに輸送活性が飽和するため，腎クリアランスは低下する（図 5.7 参照）．グルコースとは対照的である．

5　クリアランス比とは，薬物の糸球体ろ過クリアランス（血中タンパク非結合率 fu ×糸球体ろ過速度 GFR）に対する薬物の腎ク

リアランスの比である．

$$クリアランス比 = \frac{薬物の腎クリアランス}{fu \cdot GFR}$$

1を基準にして，クリアランス比が1より小さいか（0＜クリアランス比＜1），大きいか（1＜クリアランス比）によって，腎臓における薬物動態の概要がわかる．

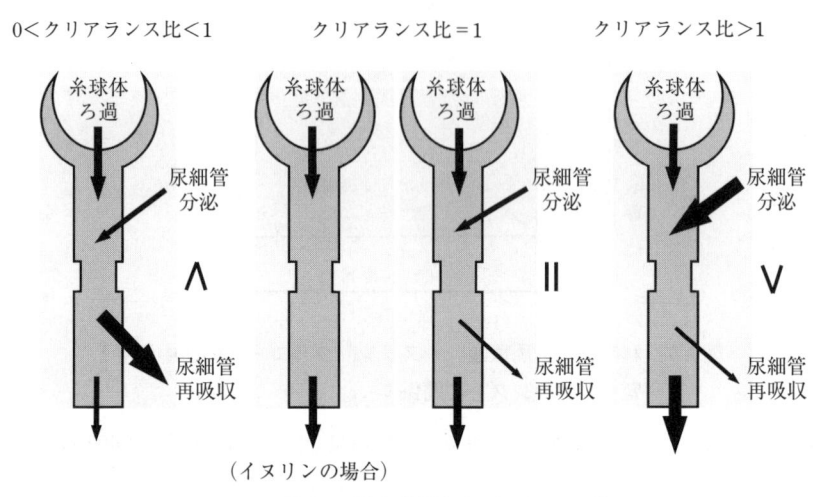

図5.8 薬物の腎内動態とクリアランス比

イヌリンのように，尿細管分泌も尿細管再吸収も受けずに糸球体ろ過のみで尿中に排泄される薬物の場合，クリアランス比は1となる．尿細管再吸収速度と尿細管分泌速度が等しい薬物においても，クリアランス比は1となる．一方，尿細管再吸収は薬物の腎排泄を低下させることから，尿細管再吸収速度が尿細管分泌速度よりも大きい薬物ではクリアランス比が1より小さくなる．一方，尿細管分泌は腎排泄を増大させることから，尿細管再吸収速度が尿細管分泌速度よりも小さい薬物ではクリアランス比が1より大きくなる．

正解　1

5.2 腎クリアランス

問題 5.4 薬物の尿中排泄速度を正しく表す式はどれか．

1. 糸球体におけるろ過速度＋尿細管分泌速度＋尿細管再吸収速度
2. 糸球体におけるろ過速度－尿細管分泌速度－尿細管再吸収速度
3. 尿細管分泌速度－糸球体におけるろ過速度＋尿細管再吸収速度
4. 尿細管分泌速度＋糸球体におけるろ過速度－尿細管再吸収速度
5. 尿細管再吸収速度－糸球体におけるろ過速度－尿細管分泌速度

解法のポイント　腎排泄に関する3種類の過程と薬物の移動方向を把握し，それらを式の中で表現できるように理解を深めることが重要である．

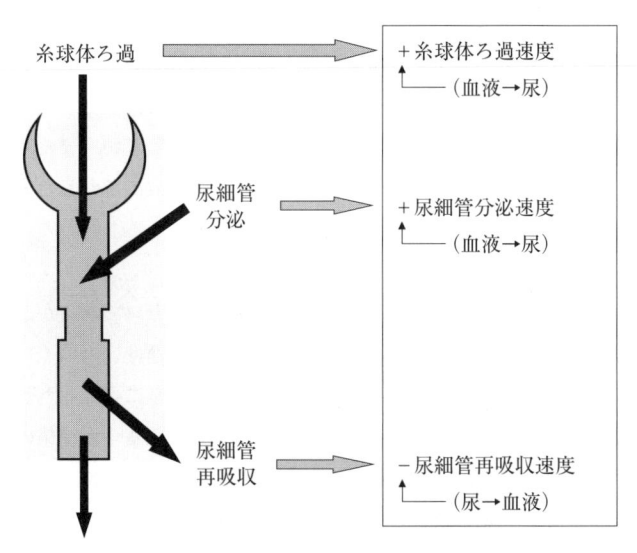

尿中排泄速度＝糸球体ろ過速度＋尿細管分泌速度－尿細管再吸収速度

図 5.9　薬物の腎内動態と尿中排泄速度の計算

解説 糸球体ろ過および尿細管分泌は血液から尿への排泄方向，尿細管再吸収は尿から血液への吸収方向の移動である．したがって，上記式の中で糸球体ろ過，尿細管分泌は足し算，尿細管再吸収は引き算となるはずである．つまり，薬物の尿中排泄速度を示す正しい式は

薬物の尿中排泄速度＝糸球体における薬物のろ過速度
＋尿細管分泌速度－尿細管再吸収速度

である．

正解 4

◆1問1答◆

問1 糸球体における薬物のろ過速度は次式で示される．

薬物のろ過速度＝糸球体ろ過速度（GFR）×血漿中薬物濃度×タンパク結合率

解説 タンパク質に結合していない薬物が糸球体でろ過されるため，タンパク結合率ではなく，タンパク非結合率を用いる．ろ過速度を示す正しい式は以下の通りである．（×）

薬物のろ過速度＝糸球体ろ過速度×血漿中薬物濃度×タンパク非結合率

問2 クレアチニンの腎クリアランスは糸球体ろ過速度に等しい．

解説 クレアチニンは水溶性が高く，糸球体ろ過のみで尿中に排泄される．したがって，クレアチニンの腎クリアランスは糸球体ろ過速度に等しい．また，クレアチニンは内因性物質で，筋肉から常に一定速度で血液中に放出されるため，血清中クレアチニン濃度が腎機能（糸球体ろ過速度）の指標になる．（○）

問3 グルコースの腎クリアランスは，ある血中濃度まではゼロであるが，それ以上の濃度では血中濃度の上昇とともに増大し，糸球体ろ過速度に近づく．

解説 血糖値が正常な場合，グルコースは尿細管において完全に再吸収されるため，尿中に排泄されることはなく，腎クリアランスはゼロである．血糖値の上昇に伴って，再吸収の担体輸送が飽和すると，尿中に排泄されるようになる．グルコースは血液中でタンパク質と結合せず，分泌もされないことから，血糖値の増大に伴って，その腎クリアランスは糸球体ろ過速度（GFR）に近づく．ただし，GFRの値以上に大きくなることはない．（○）

問4 一般薬物の尿細管再吸収率（遠位尿細管に流入した薬物量に対する再吸収された薬物量の割合）は，尿量や尿 pH の変化がない限り一定である．

(解説) 尿細管における一般薬物の再吸収は受動拡散で行われる．したがって，尿量が変化することで薬物の濃度勾配が変化したり，尿 pH が変動することで薬物の膜透過性が変化しない限り，尿細管再吸収率は一定である．（○）

問5 クリアランス比が1の薬物は，尿細管分泌も尿細管再吸収も受けない．

(解説) クリアランス比が1であるということは，薬物の糸球体におけるろ過クリアランスと腎クリアランスが等しいことを意味する．例えば，イヌリンは分泌・再吸収を受けず，結果として，ろ過クリアランスと腎クリアランスが等しいため，クリアランス比が1となる．糸球体におけるろ過クリアランスと腎クリアランスが等しいためには，分泌と再吸収がゼロである必要はない．分泌と再吸収が起こっていても，その速度が等しければ，糸球体におけるろ過クリアランスと腎クリアランスが等しくなり，クリアランス比が1となる．（×）

5.3 ◆ 肝の構造と胆汁中排泄機構

問題 5.5 肝の構造と薬物の胆汁中排泄に関する記述のうち，正しいものはどれか．
1 肝臓の毛細血管内皮は有窓内皮である．
2 肝細胞は，毛細胆管上皮細胞を介して胆汁と接している．
3 肝細胞の毛細血管側膜には，薬物を肝細胞内に取り込むための輸送担体が発現している．
4 分子量が小さい薬物ほど，胆汁中へ排泄されやすい．
5 薬物のグルクロン酸抱合体は胆汁中へ排泄されにくい．

解法のポイント 肝臓は主要な薬物代謝臓器であり，主として脂溶性薬物の消失を担っている．代謝酵素は肝細胞内に局在するため，薬物が代謝されるためには，肝細胞内に移行する必要があり，そのために多くの種類の薬物輸送担体が肝細胞の血管側膜に発現している．さらに，胆

管側膜にも排泄輸送担体が発現し，肝細胞内の薬物や生成した代謝物を胆汁中に排泄している．サイズさえ小さければ，どのような物質でも尿に移行させる糸球体ろ過のような過程は，肝臓においては存在しない．構造，薬物の排泄機構ともに腎臓とは大きく異なるため，区別して理解する必要がある．

解説

1 生体内の毛細血管の構造は3種類に大別される．バリアー機能が高い構造から，連続内皮，有窓内皮，不連続内皮である．肝臓の毛細血管は最もバリアー機能が低い不連続内皮である．名前の通り，内皮細胞が連続しておらず，内皮細胞自体に大きな穴が開いている．肝臓の生理的機能の1つは異物の解毒排泄である．効率よく血中の異物や毒物を積極的に取り込むことが可能な構造を毛細血管がとっていることは，その機能にとって非常に合理的であると考えられる．同様の機能を持つ細網内皮系 reticuloendothelial system（RES）の脾臓における毛細血管も，肝臓と同様に不連続内皮である（p.62, 図3.2を参照）．

2 毛細胆管は隣り合う2つの肝細胞の細胞膜の一部が変形してできたくぼみで構成される．したがって，毛細胆管壁は肝実質細胞の細胞膜である．毛細胆管を形成する細胞膜を毛細胆管側膜と呼ぶ．選択肢に「毛細胆管上皮細胞」という表現があるが，毛細胆管を構成する上皮細胞は実在しない．

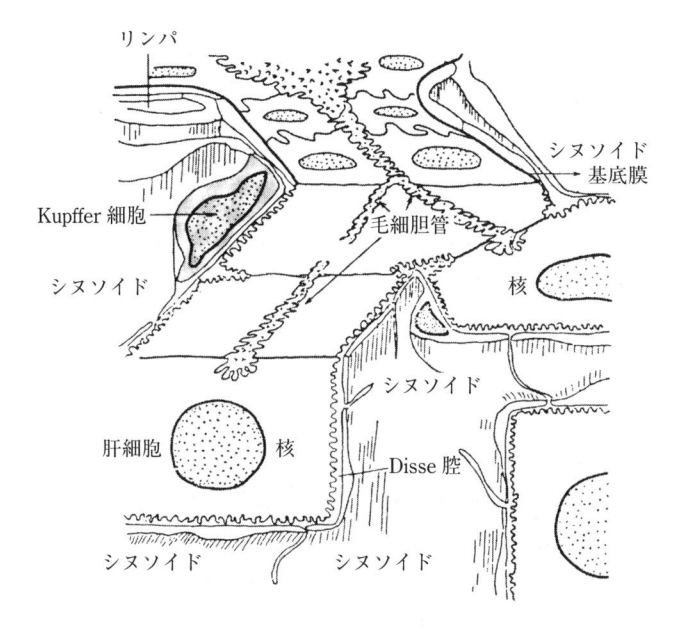

図 5.10　肝臓の微細構造

3　肝細胞内で薬物を代謝するため，さらに，胆汁中へ薬物あるいはその代謝物を排泄するために，多くの種類の薬物輸送担体が肝細胞の血管側膜，胆管側膜に発現している．腎臓における場合と同様，これらの輸送担体の基質特異性は低く，多くの有機アニオンや有機カチオンが肝細胞内へ，また，肝細胞内から胆汁中へ排泄される．図 5.11 に肝細胞に発現する輸送担体をまとめた．MRP3 と MRP4 を除いて，どちらの膜に発現した担体であっても，血液から胆汁に向けて薬物を輸送する．

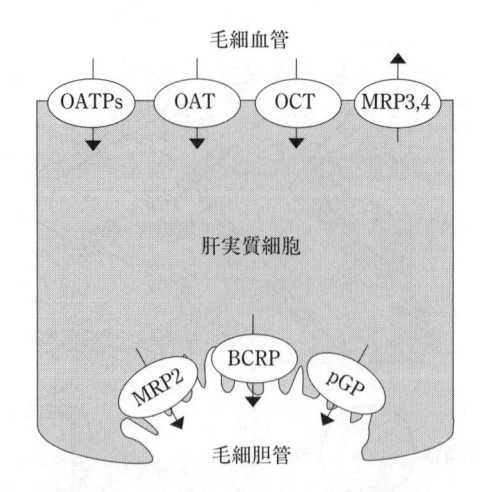

図 5.11　肝細胞に発現する薬物輸送担体

4　薬物の胆汁中排泄には分子量依存性があることが知られている．図 5.12 に示すように，分子量が小さい薬物は排泄されにくい．動物間の種差は存在するが，分子量がおおよそ 500 Da 以上の薬物で胆汁中排泄率が高くなる．分子量が 5 kDa を超えると，逆に胆汁中排泄率は低下する．

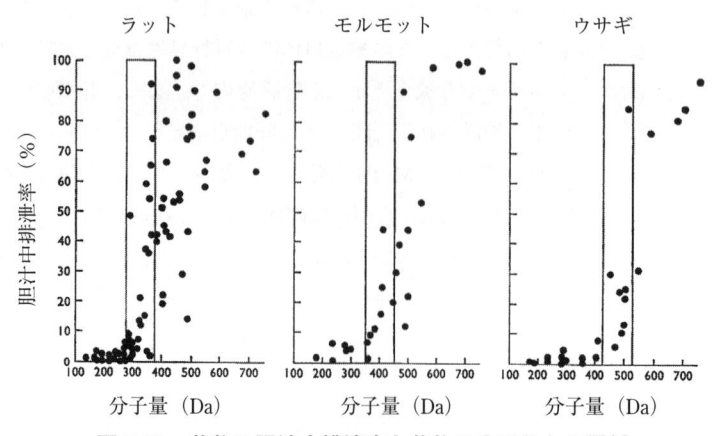

図 5.12　薬物の胆汁中排泄率と薬物の分子量との関係
(P. C. Hirom *et al.*, *Biochem. J.*, **129**：1071-1077, 1972)

5.3 肝の構造と胆汁中排泄機構　**139**

5　薬物のグルクロン酸抱合体は，胆汁中に排泄されやすいことが知られている．抱合による薬物代謝は元の薬物の分子量を大きくする．上記4で記述した胆汁中排泄に対する分子量依存性からもわかるように，抱合反応は薬物を胆汁中に排泄しやすくする化学反応ということができる．

正解　3

◆ 1問1答 ◆

問1　肝細胞は直接，血漿と接している．

（解説）肝臓の毛細血管は不連続内皮であり，大きな孔が毛細血管にあいている．このような不連続な毛細血管の開口部を介して，肝実質細胞は血漿と直接接触している．なお，肝臓における末梢の毛細血管は類洞（シヌソイド）と呼ばれる．（○）

問2　肝細胞と血管内皮細胞との間には隙間があり，Disse 腔と呼ばれる．

（解説）通常組織の場合，血管内皮細胞と組織の細胞は直接接しており，隙間はない．しかし，肝臓の場合は図5.10にも示すように，血管内皮細胞と肝実質細胞との間には隙間がある．この隙間は Disse 腔（Disse's space）と呼ばれている．（○）

問3　肝細胞の毛細胆管側膜には，薬物やその代謝物を胆汁中へ排泄する輸送担体が発現している．

（解説）肝細胞の毛細胆管側膜に発現する薬物輸送担体として，MRP2，BCRP，P-糖タンパク質などが知られている．いずれも，薬物を肝細胞内から胆汁中へ能動的に輸送する．（○）

問4　薬物の胆汁中排泄を決定する薬物側の性質の1つとして，薬物の分子量があり，分子量がおよそ 500 Da 以上の薬物は，分子量がそれ以下の薬物に比べて，胆汁に排泄されやすい．

（解説）薬物の胆汁中排泄には分子量依存性があり，分子量約 500 Da を境に，それ以下の薬物は排泄されにくく，それ以上の薬物は排泄されやすい．（○）

5.4 ◆ 腸肝循環

問題5.6 腸肝循環される薬物はどれか．
1 エバンスブルー
2 モルヒネ
3 アンチピリン
4 バンコマイシン
5 フェノールスルホンフタレイン

解法のポイント 腸肝循環される代表的な薬物は以下の通りであるが，特に共通点もなく，記憶する以外に方法はない．
モルヒネ，インドメタシン，ジゴキシン，ジギトキシン，クロラムフェニコール

解説 選択肢にあるその他の薬物の動態学的な特徴は以下の通りである．
1 エバンスブルー：青色の色素で，血清アルブミンとの結合性が強い．静脈内投与するとアルブミンと強固に結合するため，血中非結合形濃度はゼロと考えてよい．つまり，アルブミンと同じ血中動態を示すため，エバンスブルーの分布容積は血漿の体積に等しい．
3 アンチピリン：膜透過性が良好で，血液中でタンパク質と結合しないため，生体内でほぼ均一な分布を示す．したがって，その分布容積は体の実体積にほぼ等しい．肝代謝型薬物で，固有クリアランス依存型薬物（肝クリアランスが肝機能の変動を顕著に受ける薬物．肝障害，肝硬変時に肝クリアランスが低下する）に分類される．
4 バンコマイシン：メチシリン耐性黄色ブドウ球菌（MRSA）に対して有効なグリコペプチド系抗生物質．吸収性が低いため，静脈内投与（点滴静注）のみで使用される．副作用が第8脳神

経障害（聴覚障害）で，重篤であること，また，副作用として腎障害も起こるが，主要な消失経路が腎排泄であることが理由で，TDM の対象薬物となっている．有効治療濃度域は 10 ～ 20 μg/mL である．

5　フェノールスルホンフタレイン：アニオン性化合物．腎尿細管で有機アニオン輸送担体によって，効率よく尿中に排泄されるため，腎臓の 1 回通過でほぼ全量が尿中に排泄される．したがって，フェノールスルホンフタレインの腎クリアランスは腎血漿流量（健常人では約 500 ～ 650 mL/mi）に等しい．

[正解]　2

◆ 1問1答 ◆

問 1　小腸から吸収された薬物が胆汁中に排泄された後，再び吸収され，胆汁中に排泄されるという循環を腸肝循環という．

[解説]　腸肝循環を受ける薬物の特徴は，未変化体あるいは抱合体の胆汁中排泄率が高いことである．さらに，共通する特徴として，比較的脂溶性が高く，良好な吸収性を示すことが挙げられる．脂溶性が高く，吸収性が良好な薬物が消化管から吸収された後，未変化体のまま胆汁中に排泄されると，消化管から再度吸収されることは容易に想像できるであろう．

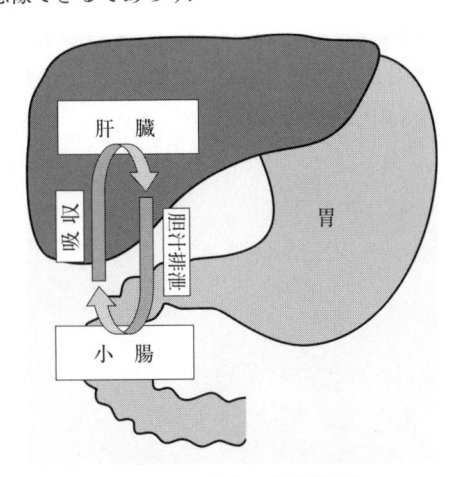

図 5.13　薬物の腸肝循環

また，グルクロン酸などによる抱合反応を受けた薬物は胆汁中に排泄されやすくなるが，胆汁中に排泄された後，腸内細菌により脱抱合されると，元の脂溶性の高い薬物に逆戻りし，再度，消化管から吸収される．胆汁を介して，消化管に逆輸送された際に，薬物が吸収性の良い状態であること，あるいは吸収性の良い状態に変化できることが腸肝循環が起こるための条件である．（○）

問2 胆汁酸は腸肝循環される．

(解説) 胆汁酸は，腸肝循環を受ける内因性化合物の代表である．胆汁酸は生体内で様々な機能をもっている．その1つは食事由来の脂肪を分散・乳化させて，脂肪の吸収を補助するという界面活性剤の作用である．胆汁酸はその名前の通り，胆汁に含まれる．つまり，脂肪とともに体内に吸収された胆汁酸は胆汁中に排泄され，再度，消化管内で脂肪の吸収に利用される．胆汁酸は生体内でその機能・役割を果たすために，小腸と肝臓を循環しているわけである．（○）

問3 腸肝循環される薬物では，経口投与後の血中濃度の経時変化にピークが2つ観察される場合がある．

(解説) 経口投与後の薬物血中濃度の経時変化に観察されるピークは通常1つである．ところが，腸肝循環を受ける薬物を経口投与すると，腸肝循環の程度とその速さによっては，血中濃度に2つのピークが観察される場合がある．図5.14はalprazolamを経口投与した後に観察される血中濃度の経時変化である．投与後，30分以内に観察される1番目のピークに加えて，投与120分後に2番目のピークが観察される．投与量が7 mgの場合，最初のピーク濃度よりも2番目のピーク濃度のほうが大きいことがわかる．（○）

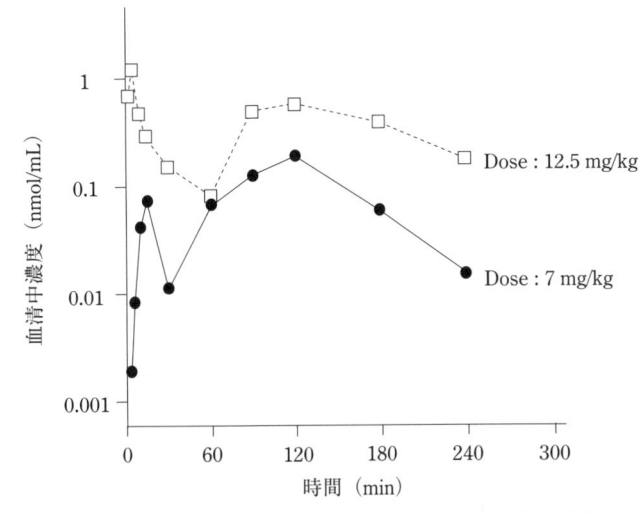

図 5.14 alprazolam 経口投与後の血中濃度の経時変化
(Y. Wang *et al.*, *Drug Metabol. Disposit.*, **27**：855-859, 1999)

問 4 腸肝循環を受ける薬物の生物学的利用率（急速静脈内投与後の血中濃度-時間曲線下面積（AUC）に対する経口投与後の AUC の比として計算）は 100 % を超えることがある．

解説 投与量が同じ場合，生物学的利用率は経口投与時の AUC を急速静脈内投与時の AUC で割り算することによって求められる．この計算では，体外に排泄された薬物が，再度吸収されることはまったく考慮されていない．一度，胆汁中排泄された薬物が再度吸収されるということは，投与量が実投与量よりも大きくなることを意味する．腸肝循環により投与量が実質的に増大するため，経口投与時の AUC は腸肝循環の程度に対応して増大する．したがって，腸肝循環しやすい薬物ほど，生物学的利用率が 100 % を超える可能性が高く，さらに生物学的利用率が 100 % をより大きく超えることになる．（○）

5.5 ◆ 唾液中および乳汁中排泄

問題 5.7 能動輸送により唾液中に排泄される薬物はどれか.
1 メトトレキサート
2 フェニトイン
3 テオフィリン
4 シクロスポリン
5 リチウム

解法のポイント 一部の例外を除いて,唾液中への薬物排泄は薬物の脂溶性と血中でのタンパク非結合率に依存する.現時点で明らかになっている唯一の例外はリチウムである.リチウムの唾液中濃度と唾液を採取したときの血液中濃度を比較すると,血液中濃度よりも唾液中濃度が高いことが明らかとなり,リチウムが能動輸送系を介して唾液中に排泄されていることが示唆された.

解 説 選択肢にあるその他の薬物の動態学的な特徴は以下の通りである
1 メトトレキサート:有機アニオン輸送担体の代表的な基質薬物.腎尿細管で有機アニオン輸送担体により分泌され,尿中に排泄される.
2 フェニトイン:肝代謝型薬物.有効治療濃度域と代謝酵素の K_m(ミカエリス定数)が近いため,消失に非線形現象が起こりやすい.さらに,消失の個人差が大きいために TDM の対象薬物となっている.有効治療濃度域は 10〜20 μg/mL,副作用は眼振,運動機能失調である.
3 テオフィリン:気管支喘息薬.主要な消失経路は肝代謝で,主として CYP1A2 により代謝を受ける.喫煙により消失が速まることが知られる.TDM の対象薬物で,有効治療濃度域は 10〜20 μg/mL,主要な副作用は悪心・嘔吐である.

4 シクロスポリン：免疫抑制剤．P-糖タンパク質の基質である．経口投与後の吸収に大きな個人差があるため，TDM の対象薬物となっている．有効治療濃度域は 100 〜 400 ng/mL（濃度の単位が μg/mL ではなく，ng/mL であることに要注意）．主要な副作用は肝障害である．

正解　5

◆ 1 問 1 答 ◆

問 1 薬物は促進拡散により唾液中へ排泄される．
解説 唾液の分泌速度は 1 日あたり 1 〜 1.5 L である．唾液の 99 ％以上が水であり，少量の無機塩類のほか，グルコース，アミノ酸，尿素などの血液由来の成分を含む．血液から唾液中への薬物排泄は一般に受動輸送であり，pH 分配仮説に従う．したがって，脂溶性が高く，血液中でのタンパク非結合率が高い薬物が唾液中に排泄されやすい．また，唾液中薬物濃度は血液中薬物濃度とよく相関することが知られている．これは唾液中薬物濃度から血中濃度を推定できる可能性を示しており，唾液が簡単に採取可能であることから，TDM への応用が期待されている．（×）

問 2 薬物は一般に受動輸送により，乳汁中へ排泄される．
解説 血液から乳汁中への薬物排泄についても，一般に受動輸送であり，pH 分配仮説に従う．脂溶性が高く，血液中でのタンパク非結合率が高い薬物が乳汁中に排泄されやすい．（○）

問 3 タンパク結合率の高い薬物は唾液中に排泄されにくい．
解説 タンパク質に結合した薬物は膜透過性が低いため，血液から唾液中には排泄されにくいと考えられる．（○）

問 4 脂溶性の高い薬物ほど，乳汁中へ排泄されやすい．
解説 乳汁はもともと脂肪乳剤である．脂溶性の増大に伴い，薬物が乳汁中の脂肪粒子へ移行しやすくなるため，高脂溶性薬物の乳汁中への排泄は顕著である．ダイオキシン類は非常に脂溶性が高いため，母乳へ移行しやすく，乳児におけるダイ

オキシン類の摂取が問題となったことは周知の通りである．（○）

5.6 ◆ 排泄過程が原因となる薬物間相互作用

> **問題 5.8** 併用するとジゴキシンの腎クリアランスを低下させる薬物はどれか．
> 1 ワルファリン
> 2 キニジン
> 3 リドカイン
> 4 チオペンタール
> 5 フェノバルビタール

解法のポイント　腎排泄における薬物相互作用は，糸球体ろ過，尿細管分泌，尿細管再吸収のいずれにおいても起こる可能性があり，それぞれ血中タンパク結合率の変動，分泌関連の輸送担体の競合阻害，尿細管内の状態変化（pH 変化）である．肝臓における薬物間相互作用は輸送担体の競合阻害に絞られる．整理して，理解したい．

　腎臓の尿細管の尿管腔側膜には，P-糖タンパク質が発現している．尿へ排泄された物質を管腔内に戻し，基質薬物の再吸収を抑制している．ジゴキシン，キニジンともに P-糖タンパク質の基質であり，併用した場合，腎臓における P-糖タンパク質輸送を互いに競合阻害する．この場合，尿に向けた輸送（排泄）が阻害されることになるため，薬物は排泄されにくくなる．つまり，キニジンの併用によりジゴキシンの腎クリアランスは低下する．

5.6 排泄過程が原因となる薬物間相互作用 147

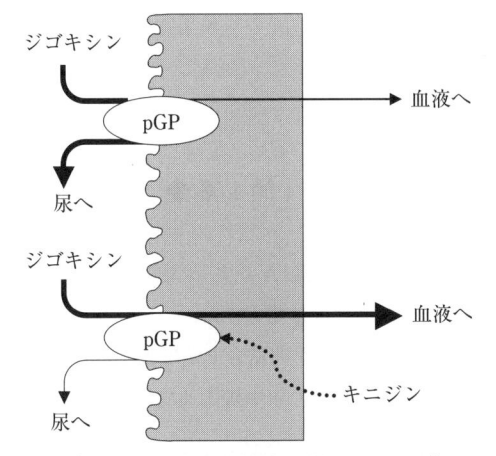

図 5.15 ジゴキシンの尿中排泄に対するキニジンの影響

表 5.3 P-糖タンパク質の主要な基質薬物

ジゴキシン	ビンクリスチン
ベラパミル	ドキソルビシン
シクロスポリン	アドリアマイシン
タクロリムス	パクリタキセル
ビンブラスチン	

解説 選択肢にあるその他の薬物の動態学的な特徴は以下の通りである

1 ワルファリン：血中タンパク結合率が高い（＞99％）薬物の代表である．肝消失型薬物で，タンパク結合率依存型薬物（肝クリアランスが血中タンパク結合率の変動を顕著に受ける薬物）に分類される．

3 リドカイン：肝消失型薬物．肝固有クリアランスが顕著に大きく，肝血流量依存型薬物（肝クリアランスが肝血流量の変動を顕著に受ける薬物．心不全時に肝クリアランスが低下する）の代表である．

4 チオペンタール：脂溶性が高く，脂肪組織に移行・蓄積しやすい．脂肪組織に蓄積する結果，その分布容積は人体の実体積を大きく上回る．

5 フェノバルビタール：肝臓の代謝酵素を誘導する．生物学的半

減期が長く，TDM の対象薬物である．有効治療濃度域は 10 〜 30 μg/mL である．

正解　2

◆1問1答◆

問1 血中タンパク結合率が高い薬物 A のタンパク結合を他の併用薬物 B が阻害した場合，薬物 A の尿中排泄速度は増大する．

(解説) 併用薬物の影響によりタンパク非結合率が増大すると，糸球体における薬物のろ過速度が増大するため，薬物の尿中排泄速度は増大する．問題5.1の1問1答問5（p.123）が類似問題である．（○）

問2 メトトレキサートの尿中排泄速度は，フロセミドの併用によって増大する．

(解説) メトトレキサート，フロセミドともに，有機アニオン輸送担体の基質であり，併用することにより，互いの輸送を競合阻害する．したがって，フロセミドの併用により，メトトレキサートの尿細管分泌が阻害されるため，その尿中排泄速度は低下する．（×）

問3 炭酸水素ナトリウムの併用により，塩基性薬物の腎クリアランスは低下する．

(解説) 炭酸水素ナトリウムを投与すると，尿がアルカリ化，つまり尿の pH が増大する．尿の pH が増大した場合，尿中の塩基性薬物は電離の程度が低下し，分子形薬物の割合が増大する．pH 分配仮説によれば，分子形の割合が増大すると生体膜透過性が増大するため，薬物は尿細管において再吸収されやすくなる．このため，塩基性薬物は尿に排泄されにくくなり，その結果，塩基性薬物の腎クリアランスは低下する．表5.4に尿をアルカリ性に変化させる薬物・化合物をまとめた．これらの化合物を併用すると，酸性薬物では尿中排泄が増大し，塩基性薬物では尿中排泄が低下する．（○）

問4 アスコルビン酸の併用によって，酸性薬物の腎クリアランスは増大する．

(解説) アスコルビン酸を投与すると，尿の pH が低下する．尿の pH が低下した場合，尿中の酸性薬物は分子形の割合が増大する．分子形の割合が増大すると，薬物は尿細管において再吸収されやすくなるため，薬物は尿に排泄されにくくなり，そ

の結果，酸性薬物の腎クリアランスは低下する．表5.4に尿を酸性化する薬物・化合物をまとめた．これらの化合物を併用すると，酸性薬物では尿中排泄が低下し，塩基性薬物では尿中排泄が増大する．（×）

表5.4 尿のpHに影響を与える薬物・化合物

尿のpHを低下させる薬物	尿のpHを増大させる薬物
アスコルビン酸	炭酸水素ナトリウム
塩化アンモニウム	酢酸ナトリウム
アスピリン	制酸剤
サリチル酸類	チアジド系利尿薬
ジメルカプロール	アセタゾラミド

6 薬動学

到達目標

1. 薬物動態に関わる代表的なパラメーターを列挙し，概説できる．
2. 薬物の生物学的利用能の意味とその計算法を説明できる．
3. 線形 1-コンパートメントモデルを説明し，これに基づいた計算ができる．
4. 線形コンパートメントモデルと非線形コンパートメントモデルの違いを説明できる．
5. 生物学的半減期を説明し，計算できる．
6. 全身クリアランスについて説明し，計算できる．
7. 非線形性の薬物動態について具体的例をあげて説明できる．
8. モデルによらない薬物動態の解析法を列挙し説明できる．
9. 治療的薬物モニタリング（TDM）の意義を説明できる．
10. TDM が必要とされる代表的な薬物を列挙できる．

6.1 ◆ バイオアベイラビリティ（生物学的利用能）

> **問題 6.1** 肝代謝が唯一の消失経路である薬物について，投与量に対する消化管粘膜を透過した割合を F_a，肝抽出率を E_h とすれば，この薬物のバイオアベイラビリティ（F）を表す式はどれか．
> 1　$F = F_a \cdot (1 - E_h)$
> 2　$F = F_a \cdot E_h$
> 3　$F = F_a \cdot (1 + E_h)$
> 4　$F = F_a + (1 - E_h)$
> 5　$F = F_a + (1 + E_h)$

解法のポイント　経口投与後の薬物の初回通過効果の概念図（図 6.1）をよく理解する．

解説　図 6.1 中，F_g は消化管粘膜における代謝をまぬがれた割合，F_h は肝における代謝をまぬがれた割合とすると，

$$F = F_a \cdot F_g \cdot F_h$$

となる．

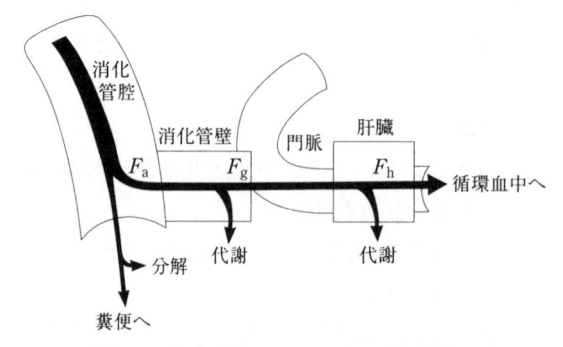

図 6.1　薬物吸収における初回通過効果

設問から
① 肝代謝が唯一の消失経路であるので，消化管粘膜において，代謝は行われない．
　∴　$F_g = 1$
② E_h と F_h の関係は，$F_h = 1 - E_h$ となる．
これらのことから

$$F = F_a \cdot (1 - E_h)$$

となる．

正解　1

◆ 1 問 1 答 ◆

問1　相対的バイオアベイラビリティは，標準製剤経口投与後の血中濃度-時間曲線下面積（AUC）に対する試験製剤経口投与後の AUC の比率から求められる．
解説　相対的バイオアベイラビリティは臨床第Ⅰ相試験での比較試験や生物学的同等

性試験などに用いられる．ジェネリック医薬品が汎用される現在，重要な指標となる．標準（基準）製剤を静脈内注射剤にすると，絶対的バイオアベイラビリティが求められる．また，標準製剤としては，主薬の絶対的バイオアベイラビリティなど体内挙動が明らかなもので，すでに臨床上使用されている製剤が使用される．（○）

問2 同一の主薬を含む2つの製剤の量的バイオアベイラビリティが同等なとき，速度的バイオアベイラビリティの値は，生物学的同等性の判定に用いない．

（解説） 同一薬物を含有する2種の製剤において，
① 量的バイオアベイラビリティ（指標：AUC または尿中未変化体総排泄量）
② 速度的バイオアベイラビリティ（指標：最高血中濃度と最高血中濃度に達する時間）

の両方がともに等しいとき，この2つの製剤は生物学的に同等であるという．（×）

問3 ある薬物 100 mg を静脈内投与したときの全身クリアランスは 1.0 L·min^{-1} であった．同一人にこの薬物 100 mg を経口投与したときの血中濃度-時間曲線下面積（AUC）の値が $80 \text{ mg·L}^{-1}\text{·min}$ であるとするとき，絶対的バイオアベイラビリティは 80 % と推定できる．

（解説） 絶対的バイオアベイラビリティ $= \dfrac{[AUC]_{po}/D_{po}}{[AUC]_{iv}/D_{iv}} = \dfrac{80/100}{[AUC]_{iv}/100}$

$[AUC]_{iv} = \int_0^\infty C dt$ は以下の式で求めることができる．

$D_{iv} = CL_{tot} \cdot [AUC]_{iv}$

$\therefore [AUC]_{iv} = \dfrac{D_{iv}}{CL_{tot}} = \dfrac{100}{1} = 100 \text{ mg·L}^{-1}\text{·min}$

よって，

絶対的バイオアベイラビリティ $= \dfrac{80/100}{100/100} \times 100 = 80 \text{ \%}$

となる．（○）

問4 消化管内での溶解性が低いためにバイオアベイラビリティが低い薬物がある．

6. 薬動学

このもののバイオアベイラビリティを改善するために微粉化が行われる．

(解説) 微粉化は粒子径を小さくし，比表面積を大きくすることにより薬物の溶解性を良くする方法である．グリセオフルビンは水に極めて難溶性のため臨床上期待した効果がなかなか得られなかったが，これを微粉化することによりバイオアベイラビリティが向上し，医薬品として汎用されている．

他に溶解性を改善する方法に，非晶質化等がある．（○）

6.2 ◆ クリアランスの概念

問題 6.2 薬物速度論において，次の（　　　）中に入るべき語句として正しいものはどれか．
全身からの薬物消失速度 ＝（　　　）× 循環血中の薬物濃度
1　肝クリアランス
2　消失速度定数
3　全身クリアランス
4　臓器血流量
5　分布容積

解法のポイント　クリアランスの定義をよく理解する．最終的に，クリアランスは消失速度と血中薬物濃度を結びつける比例定数となることを理解する．

解　説　クリアランスは単位時間当たり処理する薬物量がどれだけの容積の血液に相当するかを示す数値で，流速と同じ単位をもつ（例えば，L/h）．

したがって，1-コンパートメントモデルのような1次速度過程によって薬物が消失する系では全身クリアランス（CL_{tot}）は次式で表される．

$$全身クリアランス (CL_{\text{tot}}) = \frac{全身から薬物の消失速度 \left(-\dfrac{dX}{dt}\right)}{血中濃度 (C)}$$

∴ 全身からの薬物消失速度
＝全身クリアランス×循環血中の薬物濃度

となり，クリアランス（全身クリアランス，組織クリアランス等）は組織が薬物を消失する速度と血中濃度を関連づける比例定数と考えることができる．

正解　3

問題 6.3 薬物 A の腎排泄過程は，糸球体ろ過，尿細管での分泌及び再吸収からなる．この薬物の血漿タンパク結合率を (b) %，再吸収率を (R) %，分泌クリアランスを S_c (mL/min) とした場合，この薬物 A の腎クリアランス $(CL_R$, mL/min) を表す式はどれか．なお，糸球体ろ過速度 (GFR) は 125 mL/min とする．

1　$CL_R = \left\{125\left(1 - \dfrac{b}{100}\right) - S_c\right\} \cdot \left(1 + \dfrac{R}{100}\right)$

2　$CL_R = \left\{125\left(1 - \dfrac{b}{100}\right) + S_c\right\} \cdot \left(1 + \dfrac{R}{100}\right)$

3　$CL_R = \left\{\left(125 \cdot \dfrac{b}{100}\right) + S_c\right\} \cdot \left(1 - \dfrac{R}{100}\right)$

4　$CL_R = \left\{125\left(1 - \dfrac{b}{100}\right) - S_c\right\} \cdot \left(1 - \dfrac{R}{100}\right)$

5　$CL_R = \left\{125\left(1 - \dfrac{b}{100}\right) + S_c\right\} \cdot \left(1 - \dfrac{R}{100}\right)$

解説

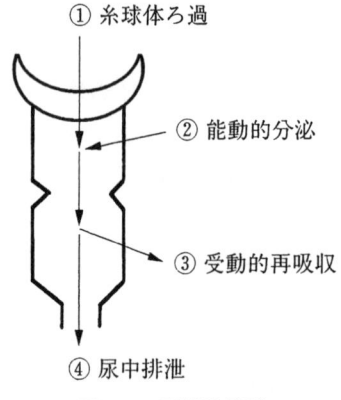

①糸球体ろ過
②能動的分泌
③受動的再吸収
④尿中排泄

図 6.2　腎排泄機構

図 6.2 から，

$$腎クリアランス = (① + ②) \cdot \left(1 - \frac{R}{100}\right)$$

となる．ここで，

① 糸球体でろ過される薬物は血漿タンパク質に結合していない薬物だけなので，薬物が糸球体でろ過されるクリアランスは，$(GFR \cdot f = 125 \cdot f)$ となる．

設問から，血漿中非結合形の割合は，

$$f = \left(1 - \frac{b}{100}\right)$$

となるので，

$$① = 125 \cdot \left(1 - \frac{b}{100}\right)$$

② 分泌クリアランス (S_c) である．

$$② = (S_c)$$

正解　5

◆1問1答◆

問 1　体内からの薬物消失が一次速度式に従う場合，肝での代謝速度定数を k_m，分

6.2 クリアランスの概念

布容積を V_d とすると，肝クリアランス $(CL_h) = k_m \cdot V_d$ となる．

(解説) 薬物の消失には様々な経路が関与しており，消失速度定数 (k_e) はこれらの和として次式で表される．

$$k_e = k_u + k_m + \cdots\cdots$$

ここで，k_u は未変化体の腎排泄速度定数である．両辺に V_d を掛けると，

$$k_e \cdot V_d = k_u \cdot V_d + k_m \cdot V_d + \cdots\cdots$$

クリアランスで表すと，

$$CL_{tot} = CL_r + CL_h + \cdots\cdots$$

となり，

$$(CL_h) = k_m \cdot V_d$$

となる．
なお，CL_r は腎クリアランスである．（○）

問 2 薬物の血中濃度を横軸に，その測定時間における尿中排泄速度を縦軸にプロットして得られる直線の勾配は能動的分泌速度定数を表す．

(解説) 設問の関係は，次式で求めることができる．

$$\frac{dX_u}{dt} = k_u \cdot X = k_u \cdot V_d \cdot C = CL_r \cdot C$$

直線の勾配（比例定数）は腎クリアランスを示すことがわかる．（×）

問 3 静脈内投与後，未変化体として尿中に排泄された量が投与量に等しい薬物の腎クリアランス (CL_r) は，全身クリアランス (CL_{tot}) と等しい．ただし，腸肝循環は無視できるものとする．

(解説) 未変化体の尿中総排泄量 X_u^∞ と $\int_0^\infty C dt$ の関係は次式で表される．

$$X_u^\infty = CL_r \cdot \int_0^\infty C dt$$

また，
投与量と $\int_0^\infty C dt$ の関係は，次式のようになる．

$$X_0 = CL_{tot} \cdot \int_0^\infty C dt$$

設問では，$X_u^\infty = X_0$ なので，

$$CL_r = CL_{tot}$$

となることがわかる．（○）

問4 肝臓でのみ代謝を受け，代謝物および未変化体ともすべて腎から排泄される薬物がある．この薬物の投与量を変化させて静脈内に単回投与し得られた無限時間までの血中濃度-時間曲線下面積 $[AUC]_0^t$（横軸）と代謝物の総尿中排泄量 $[X_m]_0^t$（縦軸）をプロットした．グラフの傾きから代謝速度定数が求まる．なお，この薬物は，線形1-コンパートメントモデルで薬物動態が解析できるものとする．

(解説) 肝クリアランスは定義から，次式で表される．

$$CL_h = \frac{dX_m/dt}{C}$$

ここで，設問から，dX_m/dt は薬物の代謝速度となる．
上記式を積分すると，

$$CL_h \cdot \int_0^\infty C dt = \int_0^\infty dX_m$$

したがって

$$[X_m]_0^t = CL_h \cdot [AUC]_0^t$$

$[X_m]_0^t$ を縦軸に，$[AUC]_0^t$ を横軸にプロットすると，直線の傾きは肝クリアランス（CL_h）となることがわかる．（×）

6.3 ◆ 線形1-コンパートメントモデルと分布容積，生物学的半減期

問題6.4 線形1-コンパートメントモデルで，薬物動態が解析できる薬物がある．体内への吸収速度および体内からの消失速度がいずれも1次速度過程で表される薬物の徐放性製剤を経口投与し，経時的に血中濃度 C を測定し対数目盛表示のグラフにプロットしたところ，下図の C の曲線が得られた．t_{max} 後得られる直線を外挿したのが直線 C_1 である．次に種々時間での C_1 と C の差を同じ時間上にプロットしたのが直線 C_2 である．直線 C_1 の勾配から求められるものはどれか．なお，勾配は自然対数を使って

6.3 線形 1-コンパートメントモデルと分布容積，生物学的半減期　**159**

算出するものとし，徐放化により吸収速度定数（k_a）＜消失速度定数（k_e）になったとする．

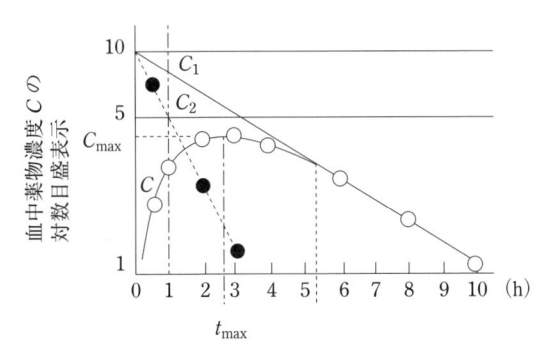

図 6.3 製剤の経口投与後の血中薬物濃度時間推移

1　吸収速度定数
2　消失速度定数
3　消失半減期
4　肝クリアランス
5　腎クリアランス

解法のポイント　1-コンパートメントモデルは生体全体を 1 個のコンパートメントとして取り扱うモデルで，体の中に入った薬物は速やかにすべての臓器に分布して分布平衡が成立していることを理解する．

解説　フリップ・フロップ現象に注意．
　$k_a > k_e$ のとき，
直線 C_1 の勾配から消失速度定数（k_e）を，直線 C_2 の勾配から吸収速度定数（k_a）を求めることができる．
　逆に，$k_a < k_e$ のとき，
直線 C_1 の勾配から k_a を，直線 C_2 の勾配から k_e を求めることができる．
　設問で，徐放化により $k_a < k_e$ になったと考えると，直線 C_2 の勾配は k_a となることが推定できる．

160　6. 薬動学

正解　1

◆1問1答◆

問1　線形1-コンパートメントモデルに基づいて解析される薬物の組織への移行性が大であれば，分布容積の値は小になる．

(解説)　分布容積は次式で表される．

$$V_d = \frac{X}{C}$$

ここで，薬物の組織への移行量 (X) が大であれば，血中濃度 (C) は小さくなる．
∴ 分布容積 V_d は大きくなる．（×）

問2　カフェインの分布容積は全体液量に等しい．

(解説)　カフェインは細胞膜の透過性が高く，細胞内を含めて全体液中に均等に分布し，その分布容積は全体液量にほぼ等しくなる．
　他に，アンチピリンやエタノールなどがある．（○）

問3　1-コンパートメントモデルに従って消失する薬物を静注し，血中濃度が1/10になるまでの時間 $t_{1/10}$ から，消失速度定数 $k_e = \dfrac{2.303}{t_{1/10}}$ を求めることができる．

(解説)　設問から，
$\ln C = \ln C_0 - k_e \cdot t$ は，次式のようになる．

$$\ln \frac{C_0}{10} = \ln C_0 - k_e \cdot t_{1/10}$$

$$\therefore\ t_{1/10} = \frac{\ln 10}{t_{1/10}} = \frac{2.303}{t_{1/10}}$$

（○）

問4　未変化体の累積尿中総排泄量 (X_u^∞) と時間 t までの未変化体の累積尿中排泄量 (X_u) との差 ($X_u^\infty - X_u$) の対数を時間に対してプロット（図6.4）して得られる直線の勾配から尿中排泄速度定数が求まる．

6.3 線形1-コンパートメントモデルと分布容積，生物学的半減期

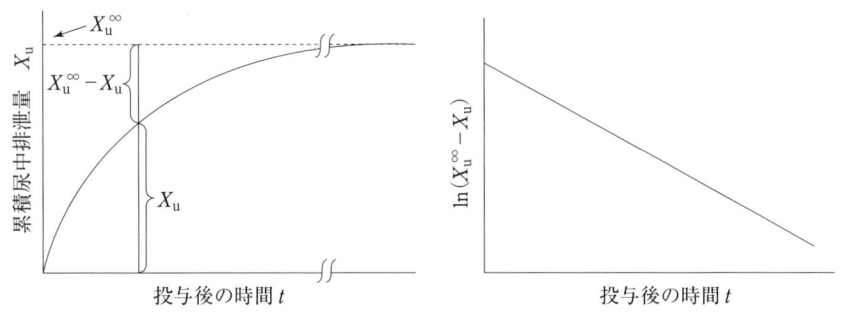

図 6.4 シグマ・マイナスプロット

(解説) 尿中排泄速度にばらつきがあると正確な消失速度定数（k_e）を推定するのが難しくなる．そこで，その欠点を補う方法としてシグマ・マイナス法が考案された（図 6.4 参照）．結果的に，次式が成り立つ．

$$\ln(X_u^\infty - X_u) = -k_e \cdot t + \ln X_u^\infty$$

∴ 得られる直線の勾配から消失速度定数（k_e）を求めることができる．（×）

6.4 ◆ 非線形コンパートメントモデル

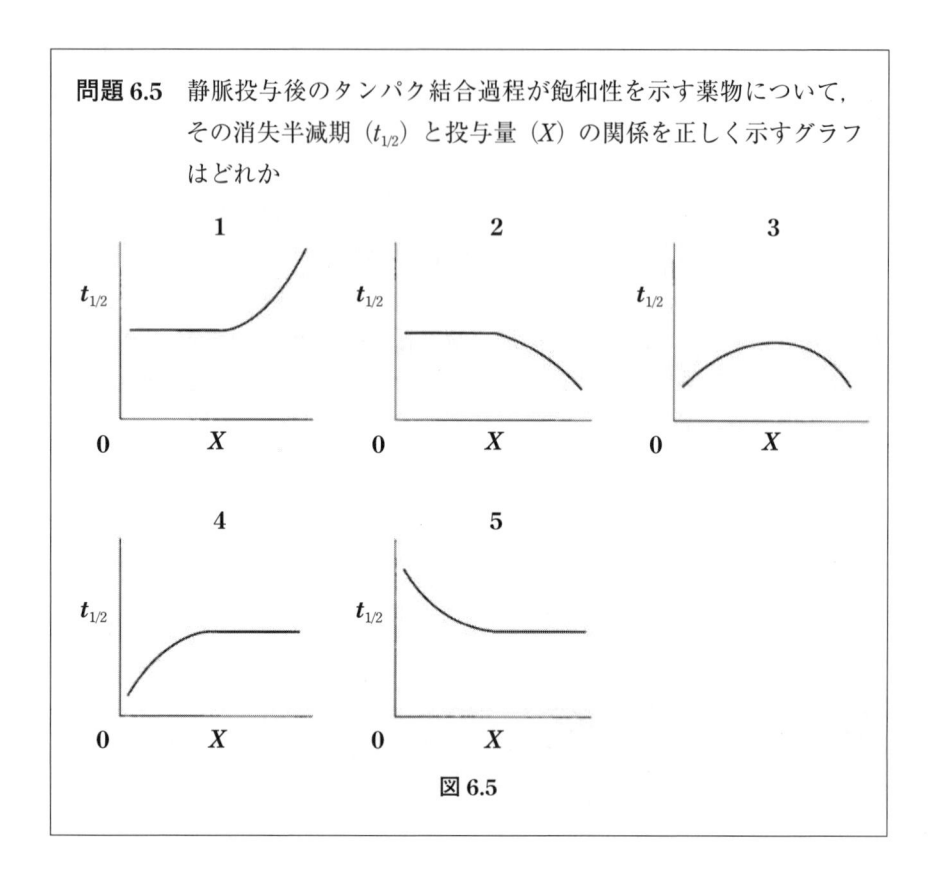

問題 6.5 静脈投与後のタンパク結合過程が飽和性を示す薬物について，その消失半減期（$t_{1/2}$）と投与量（X）の関係を正しく示すグラフはどれか

図 6.5

解法のポイント　線形モデルに対し，投与量や血中薬物濃度が変化すると体内の薬物の体内速度論的過程も変化するような場合，非線形モデルで解析しなければならない．非線形性の生じる原因としては，1) 固有クリアランスに濃度依存性がある場合，2) タンパク結合に濃度依存性がある場合，の2つが考えられる．

解　説　① 飽和が生じる前：投与量を増しても消失速度定数（k_e）は，一定．

6.4 非線形コンパートメントモデル

$$\therefore t_{1/2} = \frac{0.693}{k_e} は一定（変化なし）$$

② 飽和が生じた場合：投与量を増やすと，タンパク結合過程が飽和性を示す薬物の場合，消失速度定数（k_e）は見かけ上大きくなる（↑）．

$$\therefore t_{1/2} = \frac{0.693}{k_e} は小さくなる（↓）．$$

したがって，設問から考えられるグラフは，①＋②のグラフを連結したグラフとなる．

正解　2

◆1問1答◆

問1 フェニトインは臨床的に用いられる投与量の範囲で，代謝過程が飽和することが知られている．

解説　その原因は肝代謝過程の飽和によることが知られている．そのため，TDMが必要な薬物である．6.8 TDM 参照．（○）

問2 小腸上皮細胞膜を担体を介して透過する薬物について経口投与量（D）を増加させると，AUC/D は増加する．

解説　小腸上皮細胞膜透過過程で飽和がある場合，投与量を増加させても，吸収量が頭打ち（一定）となる．
① AUC が一定（変化なし）
② D が増加となる（↑）．
∴ AUC（→）/D（↑）は減少（↓）する．（×）

問3 肝代謝が主たる消失経路の薬物について，2倍量の薬物を静脈内投与したとき，血中濃度-時間曲線下面積（AUC）は1.5倍であった．最も可能性の高い原因は，肝代謝過程の飽和である．

解説　$X = k_e \cdot V_d \cdot AUC$
この式を変形すると，

$$AUC = \frac{1}{k_e} \cdot \frac{1}{V_d} \cdot X$$

　図 6.6b からわかるように，破線は線形性が，実線は非線形性が現れたときのグラフである．

① V_d は同じ薬物であれば変化せず，一定である．

　　　∴　$\dfrac{1}{V_d}$ は一定（変化なし）

② もし，線形であれば，k_e は一定であるため，2 倍量の投与のとき，AUC は 2 倍になる．

③ しかし，この場合，1.5 倍となるので，$\dfrac{1}{k_e}$ は小さくなる（↓）．すなわち，k_e は見かけ上大きくなる（↑）（図 6.6a 参照）．

∴　非線形性の原因は血漿タンパク結合の飽和であることが考えられる．（×）

6.4 非線形コンパートメントモデル 165

タンパク結合に濃度依存性がある場合

a 見かけ上 k_e は大きくなる

血中薬物濃度の自然対数 ln C

100 mg
50 mg
20 mg
10 mg
5 mg

時間

b 血中薬物濃度-時間曲線下面積 AUC

2倍
1.5倍

投与量

1倍
2倍

固有クリアランスに濃度依存性がある場合

血中薬物濃度の自然対数 ln C

50 mg
40 mg
30 mg
20 mg
10 mg

時間 t

血中薬物濃度-時間曲線下面積 AUC

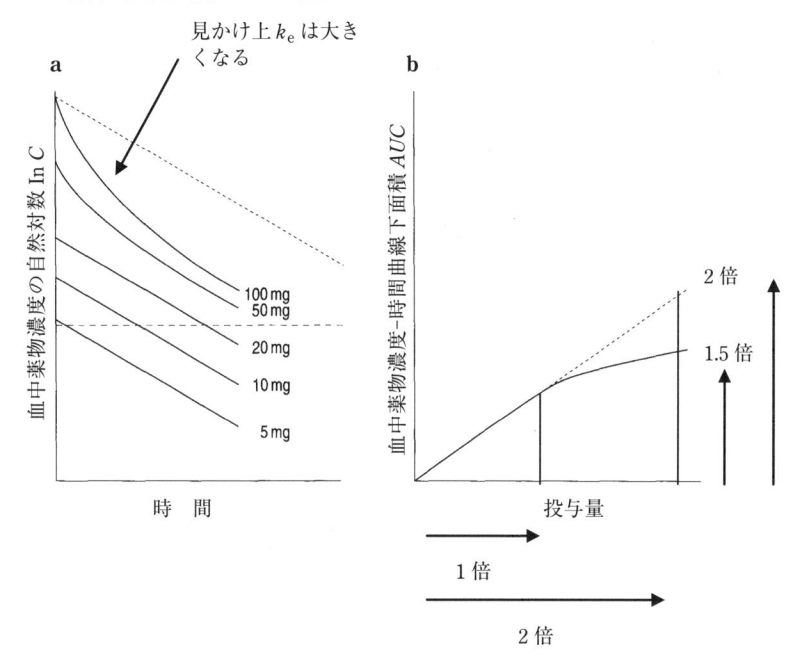

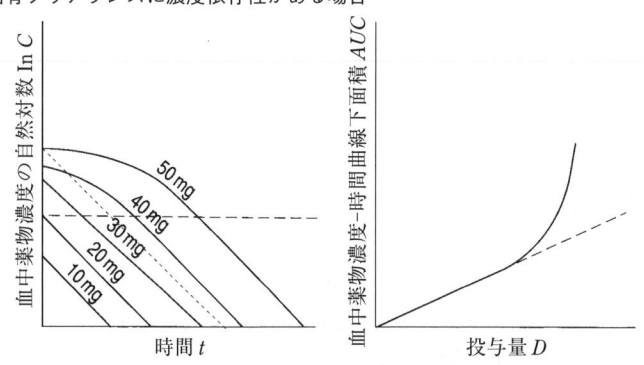

投与量 D

図 6.6 薬物の投与量依存性の概念図

問 4 生体内動態を 1-コンパートメントモデルで解析できる薬物がある．この薬物を急速静脈内注射するとき，血中薬物濃度の減少速度は Michaelis-Menten（ミカエリス-メンテン）式で表現できた．この薬物の血中濃度を C，分布容積を V_d，血中薬物濃度の減少速度の最大値を V_{max}，Michaelis 定数を K_m とする．血中薬物

濃度が十分高くなったときの血中薬物濃度の減少速度は $\dfrac{V_{\max} \cdot C}{K_{\mathrm{m}}}$ となる．

解説 ミカエリス-メンテン式に従う消失過程の場合の血中薬物濃度の消失速度は次式で表される（図6.7参照）．

$$-\frac{\mathrm{d}X}{\mathrm{d}t} = \frac{V_{\max} \cdot C}{K_{\mathrm{m}} + C}$$

設問（血中薬物濃度が高領域の場合）の場合，$C \gg K_{\mathrm{m}}$ なので，上記の式は次のように近似される．すなわち，

$$-\frac{\mathrm{d}X}{\mathrm{d}t} = V_{\max}$$

ちなみに，低い血中薬物濃度の場合，$C \ll K_{\mathrm{m}}$ なので，上記の式は次のように近似される．

$$-\frac{\mathrm{d}X}{\mathrm{d}t} = \frac{V_{\max}}{K_{\mathrm{m}}} \cdot C$$

（×）

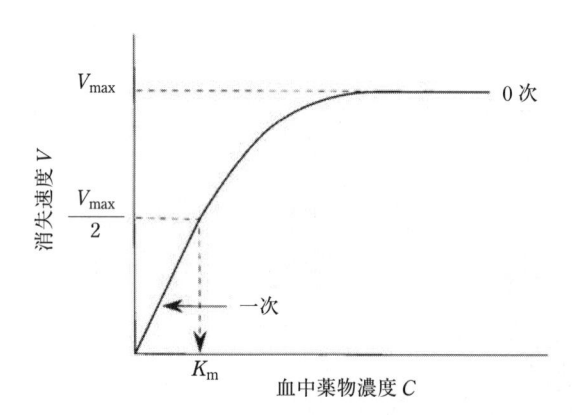

図6.7 ミカエリス-メンテン式に従う消失過程における血中薬物濃度の消失速度と血中薬物濃度

6.5 ◆ モーメント解析

問題 6.6 モーメント解析法によれば，平均滞留時間（MRT）は次式で表される．（　　）に入る正しいものはどれか．

$$MRT = \frac{\int_0^\infty t \cdot C \mathrm{d}t}{(\qquad)}$$

1. $\int_0^\infty \dfrac{t}{C} \mathrm{d}t$

2. $\int_0^\infty \dfrac{C}{t} \mathrm{d}t$

3. $\int_0^\infty t^2 \cdot C \mathrm{d}t$

4. $\int_0^\infty C \mathrm{d}t$

5. $\int_0^\infty \dfrac{C}{t^2} \mathrm{d}t$

解法のポイント モーメント解析法は，モデルを想定しないで，実測データに基づいて解析する方法である．すなわち，実測データを直接数値積分することによって，AUC や MRT を求めるものである．

解　説 ① 分子の $\int_0^\infty t \cdot \mathrm{d}t$ は AUMC (area under the first moment curve) と呼ばれ，血中薬物濃度と時間の積を時間に対してプロットした1次モーメント曲線下の全面積に相当する．

② 分母は $\int_0^\infty C \mathrm{d}t$ で血中薬物濃度-時間曲線下面積（AUC）である．この式から得られる1次モーメントは，その期待値（平均値）に

相当することから，平均滞留時間と呼ばれている．

正解 4

◆1問1答◆

問1 モーメント解析法では，生体を特定のモデル（コンパートメントモデルや生理学的モデル）を考えることなく，体内動態を解析する．

解説 モーメント解析法では，生体を特定のコンパートメントモデルで近似せず，生体をブラックボックス化して記述しようとする方法であり，モデル非依存的あるいは非コンパートメント解析法と呼ばれる

AUCやMRTは非コンパートメントパラメーターで，非規格化モーメント（S_0, S_1）を用いて求めることができる．

$$\text{非規格化0次モーメント} \quad S_0 = \int_0^\infty C dt = AUC$$

$$\text{非規格化1次モーメント} \quad S_1 = \int_0^\infty t \cdot C dt = AUMC$$

AUCやMRTは次式で表される．

$$m_0 = S_0 = \int_0^\infty C dt = AUC$$

$$m_1 = \frac{S_1}{S_0} = \frac{\int_0^\infty t \cdot C dt}{\int_0^\infty C dt} = \frac{AUMC}{AUC} = MRT \quad \text{（問題6.6参照）（○）}$$

問2 吸収および体内動態が線形である薬物を経口投与するとき，投与量が多いほどMRTは小さくなる．

解説 線形1-コンパートメントモデルに従う薬物を経口投与した後のMRTは次式で表される．

$$MRT = \frac{1}{k_a} + \frac{1}{k_e}$$

k_a：吸収速度定数，k_e：消失速度定数

吸収および体内動態が線形であるので，投与量を多くしても，k_aとk_eは常に一

定である.
∴ MRT の値に変化はない.（×）

問3 線形1-コンパートメントモデルに従う薬物を静注した時，平均滞留時間（MRT）は生物学的半減期に比例する.

解説 静注後の薬物の平均滞留時間は次式で表される.

$$MRT = \frac{1}{k_a} = \frac{1}{\frac{0.693}{t_{1/2}}} = \frac{1}{0.693} \cdot t_{1/2}$$

上記式より，平均滞留時間は消失速度定数（k_e）に反比例し，生物学的半減期（$t_{1/2}$）に比例することがわかる.（○）

問4 ある薬物溶液を被験者に経口投与後，経時的に測定した血漿中濃度に基づいてモーメント解析を行い，平均滞留時間（MRT）が 14.0 hr という結果を得た．また，同一被験者にこの薬物溶液を静脈内投与したところ，MRT が 12.0 hr となった．この薬物溶液の平均吸収時間は 2 hr と推定できる．なお，この薬物の体内動態は線形1-コンパートメントモデルに従い，消化管における吸収の時間遅れ（lag time）は無視できるものとする.

解説 経口投与と静脈内投与での MRT の差を平均滞留時間（MAT）という.
したがって，MAT は次式で表される.

$$MAT = MRT_{po} - MRT_{iv}$$

設問より，

$$MAT = 14 - 12 = 2 \text{ hr}$$

となる.

また，経口投与の場合，胃内滞留時間，小腸移行時間，さらに，固形剤の場合にはその崩壊時間，溶出時間なども含まれる.（○）

6.6 ◆ 生理学的モデル

問題 6.7 次式は well-stirred model（ウェル・スタードモデル）（図 6.8）における組織内薬物量の変化速度を表す．（　　）に入るべき正しい字句を選べ．

$$\frac{dX}{dt} = Q \cdot C_{in} - Q \cdot C_{out} - CL_{int} \cdot f \cdot (\qquad)$$

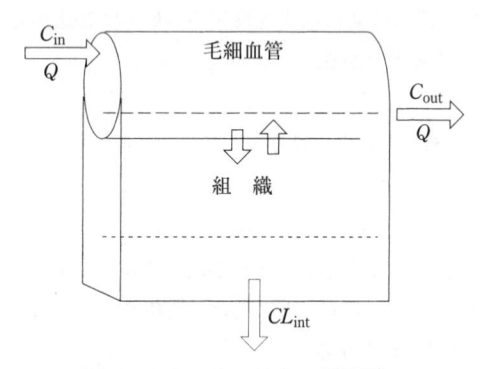

図 6.8　ウェル・スタードモデル

C_{in}：組織に流入する動脈血中の薬物濃度
C_{out}：組織から流出する静脈血中の薬物濃度
Q：組織を流れる血流速度
CL_{int}：固有クリアランス
―――：毛細血管中薬物濃度
┄┄┄：組織内薬物濃度

1　C_{in}
2　C_{out}
3　$C_{in} - C_{out}$
4　$C_{in} + C_{out}$
5　$\dfrac{C_{in}}{C_{out}}$

6.6 生理学的モデル

解法のポイント　コンパートメントモデルによる解析は，コンパートメントと生体の臓器との対応が低い欠点がある．そこで，生理学的及び解剖学的データに基づき，臓器単位でモデルを構築し，体内の薬物動態を解析するものが生理学的モデルである．

解説　ある組織での薬物の動きは以下の物質収支式で表される．

組織内薬物量の変化速度 $\left(\dfrac{dX}{dt}\right)$

= ①（薬物が組織へ流入する速度）− ②（薬物が組織から流出する速度）− ③（薬物が組織内で消失する速度）

ここで，

① 薬物が組織へ流入する速度 = $Q \cdot C_{in}$

② 薬物が組織から流出する速度 = $Q \cdot C_{out}$

③ 組織内および血管内は十分に撹拌され組織中薬物の濃度勾配は認められず均一であると仮定し，さらに，組織内と組織から流出してきた直後の静脈血中の非結合形薬物濃度は等しいとすると，次式が成り立つ．

薬物が組織内で消失する速度

$= CL_{org} \cdot C_{in}$

= 固有クリアランス × 組織中の非結合形薬物濃度

$= CL_{int} \cdot f \cdot C_{out}$

ここで，f：血液中における薬物の血漿タンパク非結合率

∴ $\dfrac{dX}{dt} = Q \cdot C_{in} - Q \cdot C_{out} - CL_{int} \cdot f \cdot C_{out}$

となる．

正解　2

◆ 1問1答 ◆

問1　肝抽出率の大きい薬物ほど，その薬物の肝クリアランスは肝血流量の影響を受けにくい．

解説　肝クリアランスと肝固有クリアランスとの関係は次式で表される．

$$CL_h = \frac{Q_h \cdot f \cdot CL_{h.int}}{Q_h + f \cdot CL_{h.int}}$$

ここで，$Q_h \ll f \cdot CL_{h.int}$ とすると，上記の式は

$$CL_h \fallingdotseq Q_h$$

となる．また，$CL_h = Q_h \cdot E_h$ なので，$CL_h = Q_h$ となるには，$E_h \to 1$ と考えることができる．

注：E_h は $(0 < E_h < 1)$ の範囲にある．

∴ 肝抽出率の大きい薬物ほど $(E_h \to 1)$，その肝クリアランスは肝血流量の変化の影響を受けやすいことがわかる．（×）

問2 血漿タンパク結合率が高い薬物 $Q_h \gg f \cdot CL_{h.int}$ の条件を満たす薬物ほど，その薬物の肝クリアランスはタンパク結合率の影響を受けやすい．ただし，この薬物の肝代謝は血流律速になっていないものとする．

（解説） 肝クリアランスと血漿タンパク結合率との関係は上記同様次の式で表される．

$$CL_h = \frac{Q_h \cdot f \cdot CL_{h.int}}{Q_h + f \cdot CL_{h.int}}$$

設問で，血漿タンパク結合率が高い薬物なので，血液中における薬物の血漿タンパク非結合率 f は小となる（↓）．すなわち，$Q_h \gg f \cdot CL_{h.int}$ となるので，上記式は

$$CL_h = f \cdot CL_{h.int}$$

となる．

∴ 血漿タンパク結合率が高い薬物ほど，その薬物の肝クリアランスはタンパク結合率の影響を受けやすいことがわかる．（○）

問3 組織クリアランス値は，その組織の血流速度より大きくならない．

（解説） $CL = Q \cdot E$

E は $0 < E < 1$ なので，ここで，$E \to 1$ とすると，上記式は，

$$CL = Q$$

となる．

∴ 組織クリアランス値は，その組織の血流速度より大きくならないことがわかる．（○）

問4 ワルファリンの肝クリアランスは肝血流量依存性を示す.

(解説) 肝抽出率とタンパク結合率による薬物の分類を図 6.9 に示す.
アンチピリンとテオフィリンは C に，フェニトインとワルファリンは B に分類される．（×）

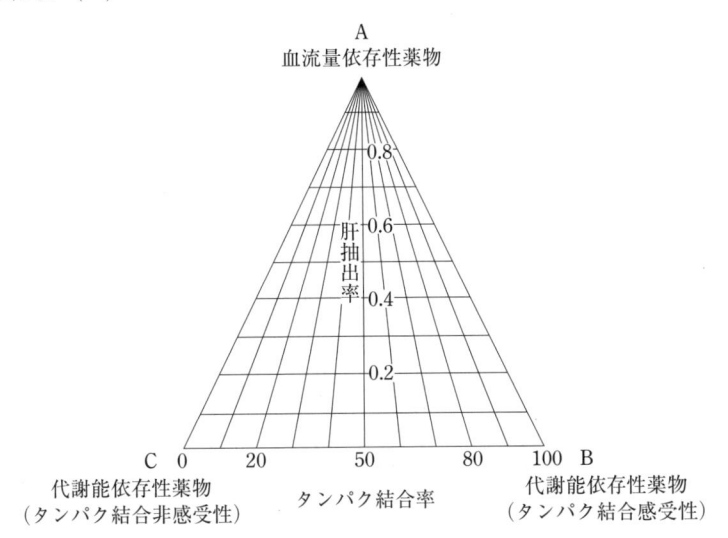

図 6.9 肝抽出率とタンパク結合率による薬物の分類

（T.F. Blaschke（1977）Protein binding and kinetics of drugs in liver disease, *Clin. Pharmacokinet.* **2**, 32-44）

6.7 ◆ 投与計画

問題 6.8 1-コンパートメントモデルに従う薬物（生物学的半減期：8 hr）の同量を 8 hr ごとに反復静脈内投与し，血中濃度が定常状態に達した．同じ投与量を単回投与した時の *AUC* を 8 hr で除した値から得られるものはどれか．
1. 定常状態における最高血中濃度
2. 定常状態における最低血中濃度
3. 定常状態における平均血中濃度
4. 定常状態における分布容積

5　定常状態における投与間隔の血中濃度-時間曲線下面積

解法のポイント　薬物速度論の有用性の1つは，これが臨床上の投与計画に応用できることである．薬物療法においては，投与が1回限りというのはむしろまれで，通常は投与が反復されるか（問題6.8），点滴による静脈内投与（問題6.9）が行われる．有効で安全な薬物療法を行うためには投与量や投与間隔などを考える必要がある．

解　説　定常状態に達したとき，繰返し投与間隔ごとの血中薬物濃度-時間曲線下面積 $\left(\int_0^t C_{ss}dt\right)$ と同一投与量を単回投与したときの血中薬物濃度-時間曲線下面積 $\left(\int_0^\infty Cdt\right)$ は，それぞれ，

$$\int_0^t C_{ss}dt = C_0 \cdot \left(\frac{1}{1-e^{-k_e\tau}}\right) \cdot \int_0^t e^{-k_e t}dt = \frac{C_0}{k_e}$$

$$\int_0^\infty Cdt = \frac{X_0}{k_e \cdot V_d} = \frac{C_0}{k_e}$$

となり，等しくなる（図6.10斜線の部分参照）．

$$\int_0^t C_{ss}dt = \int_0^\infty Cdt$$

また，定常状態における平均血中薬物濃度（$\overline{C_{ss}}$）は次式で定義される．

$$\overline{C_{ss}} = \frac{\int_0^t C_{ss}dt}{\tau}$$

$\tau = 8$ なので，

$$\frac{\int_0^\infty Cdt}{8} = \overline{C_{ss}} \quad \text{となる．}$$

注：定常状態における最高血中濃度および最低血中濃度は図6.10を参照．

6.7 投与計画　175

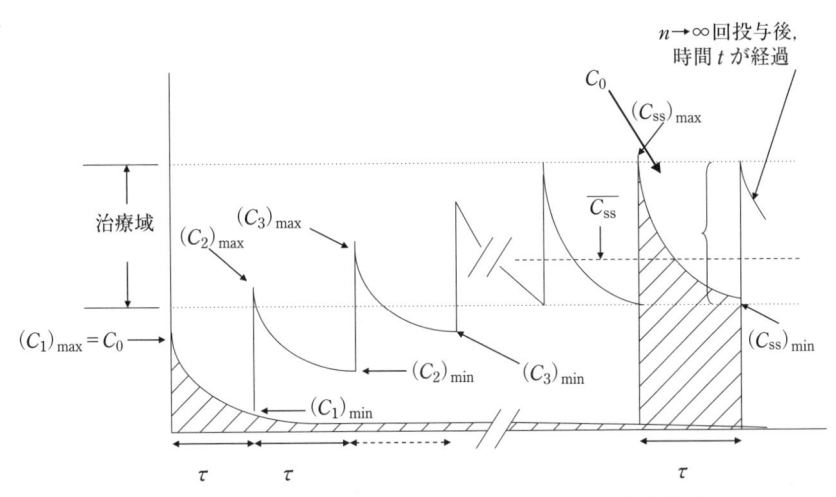

図6.10　反復急速静注における定常状態の血中薬物濃度

正解　3

問題 6.9　1-コンパートメントモデルに従う薬物を患者に定速静注投与した．早く治療濃度（C_{ss}）に到達させるために，同時に急速静脈内投与したい．急速静注による負荷投与量を表す式の正しい式はどれか．ただし，この薬物の分布容積を V_d，生物学的半減期を $t_{1/2}$，消失速度定数を k_e，注入速度を k_0，定常状態における血中濃度を C_{ss} とする．

1　$k_0 \cdot k_e$

2　$k_0 \cdot V_d$

3　$\dfrac{k_e}{k_0}$

4　$\dfrac{V_d}{k_0}$

5　$\dfrac{k_0}{k_e}$

解説 実際治療を目的とした場合，早く治療濃度（一般的にはC_{ss}に設定）に到達させなければならい．そのために急速静脈内投与による負荷投与を行う方法が用いられる．このとき負荷投与量は定常状態における体内薬物量に相当するので，次式によって与えられる．

$$負荷投与量 = C_{ss} \cdot V_d = \frac{k_0}{k_e \cdot V_d} \cdot V_d = \frac{k_0}{k_e}$$

図 6.11 からわかるように，急速静注と定速静注のそれぞれのグラフを合せると破線のグラフが得られ，投与直後からC_{ss}を維持できる．すなわち，

$$C = \frac{\frac{k_0}{k_e}}{V_d} \cdot e^{-k_e t} + \frac{k_0}{k_e \cdot V_d} \cdot (1 - e^{-k_e t}) = \frac{k_0}{k_e \cdot V_d} = C_{ss}$$

となる．

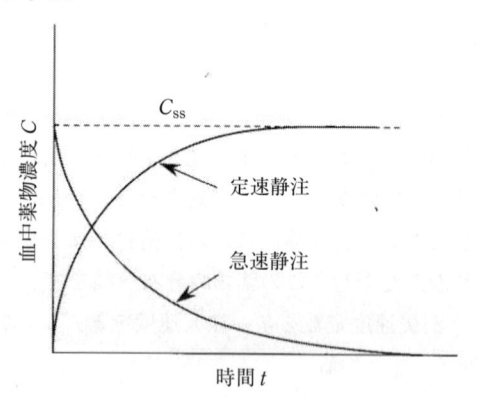

図 6.11 急速静注のグラフと定常状態のグラフのそれぞれを合わせたグラフ

正解　5

◆1問1答◆

問1 線形1-コンパートメントに従う薬物を定速静注投与したとき，定常状態では薬物の注入速度と消失速度とは等しい．

解説 定常状態における血中薬物濃度をC_{ss}とすると，注入速度k_0は次のようになる．

$$k_0 = k_e \cdot V_d \cdot C_{ss} = CL_{tot} \cdot C_{ss}$$

　　　↑　　　　　　　　　　↑
　　注入速度　　　＝　　　消失速度

（○）

問2 1-コンパートメントモデルに従う薬物を，その血中消失半減期の時間，定速静注したとき，血中濃度は定常状態の値の 90 % 以上に達する．

(解説) 定速静注後，時間 t における血中薬物濃度 C は，次式で表される．

$$C = \frac{k_0}{k_e \cdot V_d}(1 - e^{-k_e t})$$

いま，$t \to \infty$ とすると，$e^{-k_e t} \to 0$ となり，定常状態における血中薬物濃度（C_{ss}）は，

$$C_{ss} = \frac{k_0}{k_e \cdot V_d}$$

となり，上記の式は次式で置き換えられる．

$$C = C_{ss}(1 - e^{-k_e t}) = C_{ss}\left(1 - e^{-\left(\frac{\ln 2}{t_{1/2}}\right) \cdot t}\right)$$

設問から $t = t_{1/2}$ となるので，

$$C = C_{ss}\left(1 - e^{-\frac{\ln 2}{t_{1/2}} \cdot t_{1/2}}\right) = C_{ss}(1 - e^{-\ln 2}) = \frac{1}{2}C_{ss}$$

∴　血中消失半減期の時間，定速静注したとき，血中濃度は定常状態の値の 50 %に達することになる．（×）

［参考］

$$e^{-\ln 2} = \frac{1}{e^{\ln 2}} = \frac{1}{2}$$

$x = e^{\ln 2}$ とおく．両辺を自然対数にすると，$\ln x = \ln e \cdot \ln 2 = \ln 2$ となる．
∴　$x = 2$ となる．

問3 血中消失半減期 8 hr，分布容積 100 L の薬物がある．初回（0 hr），2 回目（8 hr 後）に各 200 mg を急速静注した．2 回目急速静注 8 hr 後の血中濃度は 3.0 mg/L となる．なお，この薬物の体内動態は線形 1-コンパートメントモデルに従うものとする．

(解説) ① 初回投与直後の血中薬物濃度（初濃度，$(C_1)_{max} = C_0$）は

$$\frac{X_0}{V_d} = \frac{200 \text{ mg}}{100 \text{ L}} = 2 \text{ mg/L}$$

となる．

② 2回目投与直後の血中薬物濃度（$(C_2)_{max}$）は，8 hr（半減期）後の血中薬物濃度（$(C_1)_{min}$，1 mg/L）に，さらに X_0 が投与されるので，初濃度分（2 mg/L）が加算される（図6.10参照）．したがって，1 + 2 = 3 mg/L となる．

∴ 2回目急速静注 8 hr 後の血中薬物濃度 $(C_2)_{min}$ は 3 mg/L の半分，1.5 mg/L となる．（×）

問4 線形1-コンパートメントに従う薬物 40 mg を生物学的半減期ごとに急速静注した．血中薬物濃度を投与1回目から定常状態と同じにするために必要な初回投与量は 80 mg となる．

（解説） 投与間隔を τ とした場合，初回負荷量（X_L）と維持量（X_M）の関係は，次式で表される（図6.12参照）．

$$X_L = X_M \left(\frac{1}{1 - e^{-k_e\tau}} \right)$$

ここで，$\left(\dfrac{1}{1 - e^{-k_e\tau}} \right)$ は蓄積率と呼ばれる．

$\tau = t_{1/2}$ のとき，$e^{-k_e\tau} = \dfrac{1}{2}$ となる（問題6.9参照）ので，蓄積率は 2 倍となる．

∴ 初回負荷量は維持量の 2 倍（80 mg）必要となる．（○）

$$\frac{X_\mathrm{L}}{V_\mathrm{d}} \cdot e^{-k_\mathrm{e}\tau}$$

$$\frac{X_0}{V_\mathrm{d}} \cdot \left(\frac{1}{1-e^{-k_\mathrm{e}\tau}}\right) \cdot e^{-k_\mathrm{e}\tau}$$

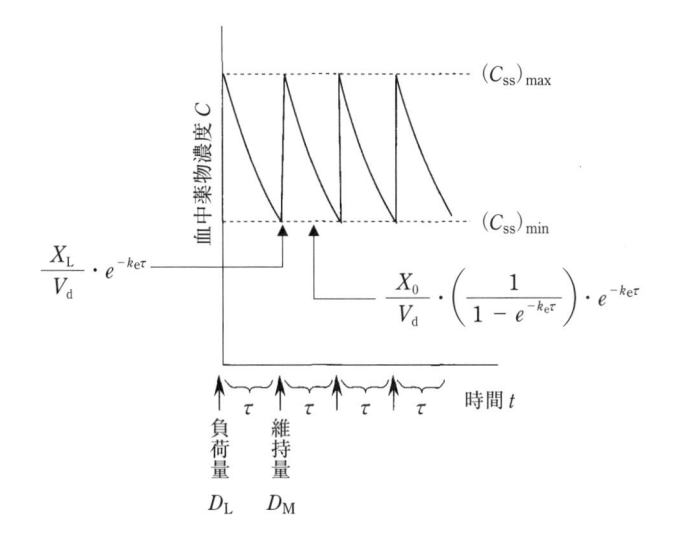

図 6.12　反復急速静注時の負荷量と維持量

6.8 ◆ TDM

問題 6.10　TDM では通常，血清中または血漿中の薬物濃度が測定されるが，全血中濃度が測定される薬物はどれか．
1　ゲンタマイシン
2　ジゴキシン
3　リチウム
4　シクロスポリン
5　フェニトイン

解法のポイント　TDM を実施するにあたっては，試料採取と信頼できる測定法を確立し，その薬物について治療濃度範囲を決める必要がある．

解　説　シクロスポリンは血球成分への移行性が高く，採血後の保存条件

により血球への移行量が変動するので，血漿や血清を試料とすると定量値の再現が得られにくい．そのため，測定には溶血処理が施された全血試料が用いられる．

なお，TDMでは通常，血清中または血漿中の薬物濃度が測定されるが，以下の注意が必要である．

ゲンタマイシンなど抗生物質は一般に血清を試料にする．血液から直ちに血球を分離し，2〜8℃または凍結して保存する．β-ラクタム系抗生物質が併用されている場合は，アミノグリコシド系抗生物質が分解する可能性があるため，採血後直ちに測定することが望ましい．

ジゴキシンは血清中より血球中の濃度が高いので，溶血試料では血清中濃度を高く見積もることになる．

リチウムは4℃での保存で赤血球へ移行するため，採血された血液は直ちに血清分離するほうが望ましい．

フェニトインは血球中濃度が血漿中濃度の約40％であるので，溶血の激しい血漿試料を用いると濃度を低く見積もることになる．

[正解] 4

問題 6.11 副作用または中毒症状と病気本来の症状の区別が難しいためにTDMが行われる必要がある薬物はどれか．
1 ジギトキシン
2 バンコマイシン
3 ハロペリドール
4 テオフィリン
5 フェニトイン

解法のポイント 臨床的にTDMを必要とする状況として，1）治療効果の確認，2）中毒・副作用が疑われる場合，3）服薬指導の違反，4）体内動態の変化の予測などがあげられる．

解　説　ジギタリス製剤（ジゴキシンやジギトキシン）の中毒症状（不整脈）は心不全の症状と似ており病気本来の症状と区別しにくい．

バンコマイシンは治療血中濃度域が狭く，副作用として腎毒性の発現に注意しなければならない．

ハロペリドールの薬物代謝にCYP2D6が関与している．日本人でのこの酵素の欠損者の発現頻度は1％以下ではあるが，注意が必要である．

テオフィリンは肝硬変患者において全身クリアランスが著しく低下する．また，これらの患者においては低アルブミン血漿を示すため，テオフィリンの血清タンパク結合率は低下し，分布容積は大きくなる傾向がみられる．このように，病態の変化により体内動態が大きく変動するため，注意しなければならない．

フェニトインは体内動態が非線形性を示し，代謝の飽和により，ある量を超えると急激に血中濃度が上昇する．また，この変動は患者によって大きく異なるため，投与量の設定に注意が必要である．

正解　1

◆1問1答◆

問1 蛍光偏光免疫測定法は，迅速かつ簡便な血中薬物濃度測定法として広く用いられている．

解説　蛍光偏光免疫測定法を利用したTDXシステムは試薬とアナライザーからなる全自動の薬物濃度測定システムで，最も多くの施設で利用されている．また，抗てんかん薬のように多剤併用時においては高速液体クロマトグラフィー（HPLC）やガスクロマトグラフィー（GC）による一斉分析法がある．さらに，リチウムの測定には，原子吸光光度計や炎光分析法が用いられる．（○）

血中薬物濃度測定法を以下にまとめる．

A. 分離分析法
  1. 高速液体クロマトグラフィー
  2. ガスクロマトグラフィー
B. 免疫学的測定法
  1. 放射性免疫測定法

2. 非放射性免疫測定法
　　1）酵素免疫測定法
　　2）蛍光偏光免疫測定法
　　3）補酵素活性免疫測定法
　　4）放射拡散蛍光免疫測定法
C. 原子吸光光度計・炎光分析法

問2　フェニトインの有効血中濃度域は 0.8 ～ 2.0 μg/mL である.
〔解説〕　フェニトインの治療域は，血中濃度で 10 ～ 20 μg/mL である．（×）

問3　ゲンタマイシンを点滴投与した患者の最高血中濃度の測定では，点滴終了 4 hr 後に採血を行う．
〔解説〕　通常，TDM 用の採血はトラフ値（最低血中濃度を示す次回投与直前の値）を示すポイントで行われる．しかし，最高血中濃度が副作用発現の指標となるような場合，特にゲンタマイシンのようなアミノグリコシド系抗生物質やバンコマイシンでは，トラフ値のみならずそれぞれ点滴終了直後にも採血が行われる．（×）

問4　ベイジアン法は薬物血中濃度の測定点が 1 点でも，母集団パラメーターがわかっていれば，その患者固有の薬物動態パラメーターを推定できる方法で，その有用性が TDM 分野で注目されている．
〔解説〕　通常の最小二乗法では血中濃度の測定値と計算値の差の二乗和が最小となるようにパラメーターを推定するが，ベイジアン法ではこれに加え，求めるべき個人のパラメーターと母集団平均パラメーターとの差の二乗和も最小となるようにパラメーターを推定する．（○）
　　＊母集団解析法：薬物を投与された多数の患者を年齢，体重，性別，腎機能や肝機能などの臨床検査値，疾病の重症度，併用薬など，同じような因子を持った患者群を母集団としてとらえ，その薬物動態パラメーターの解析を行うものである．

日本語索引

ア

アザチオプリン 99, 100
アシクロビル 19, 100
アスコルビン酸 148
アスピリン 34, 55, 97, 99
アセチル抱合酵素 90
アゾール系抗真菌薬 112
アミトリプチリン 99
アミノグリコシド系抗生物質 33
アルコール脱水素酵素 90
アルデヒド脱水素酵素 90
アルブミン 60
アルミニウム 52
アンチピリン 39, 67, 140
α_1-酸性糖タンパク質 87

イ

胃 26
イオン形薬物 6
イオン交換樹脂 52
イオントフォレシス 50
イオン輸送型ポンプ 17
胃酸分泌能 28
イソニアジド 97
一塩基多形 117
一原子酵素添加反応 95
一次性能動輸送 5, 15, 17
イトラコナゾール 52
胃内容物排出速度 27, 35
イヌリン 67, 130

イブプロフェン 97
イミネペム 100
イミプラミン 38, 67, 99
イリノテカン 100
飲作用 23
インドシアニングリーン 67
インドメタシン 41
インドメタシンファルネシル 100

ウ

ウェル・スタードモデル 170

エ

液性エンドサイトーシス 23
エクソサイトーシス 24
エタノール 67
エナラプリル 54, 100
エノキサシン 52, 55
エバンスブルー 67, 140
エポキシドヒドロラーゼ 90
エリスロマイシン 112
エンドサイトーシス 23, 24, 77
ABC トランスポーター 11, 15, 17, 18, 31
ATP 結合カセット 11, 17
ATP 結合カセットトランスポーター 31
H_2 受容体遮断薬 110

N-アセチル転移酵素 117
Na^+/グルコース共輸送体 30
SLC トランスポーター 11, 14, 22

オ

オフロキサシン 52
オメプラゾール 109, 116

カ

回腸 28
可逆的平衡関係 64
核黄疸 77
拡散係数 6
加水分解 97
加水分解反応 90
仮想関門 74
活性代謝物 99
カフェイン 67, 160
カプトプリル 54, 55
カペシタビン 100
カルバマゼピン 115
カルボキシルエステラーゼ 90
肝クリアランス 171
還元反応 90, 97
肝硬変 72
肝固有クリアランス 171
肝初回通過効果 40
肝初回通過効果回避率 109
肝臓 135
肝抽出率 109, 171, 173

カンデサルタンシレキセチ
ル 100

キ

基質濃度 6
喫煙 116
キナクリン 67
吸収有効表面積 46
急速静注 176
牛乳 52, 55
吸入剤 47
競合阻害 110
競合的阻害現象 85
競合的置換 85
共輸送 21
キレート形成 52
近位尿細管 124
筋肉内注射 43
筋肉内投与 44

ク

空腸 28
クリアランス 128, 154
クリアランス比 131, 132
グルクロン酸抱合酵素 90
グルクロン酸抱合体 139
グルコース 77, 127, 130
　経細胞輸送 22
グルタチオン抱合酵素 90
クレアチニン 130
クレアチニンクリアランス 130
グレープフルーツジュース 113
Klotz 式 80

ケ

経口投与 107

蛍光偏光免疫測定法 181
経皮吸収型製剤 48
血液-胎盤関門 77
血液-脳関門 74, 76
血液-脳脊髄液関門 74, 76
血管内皮細胞 60
結合形薬物 75
結合の競合的置換現象 64
血漿アルブミン 64, 72, 87
　薬物結合部位 65
血漿タンパク質 58, 60, 64
血漿タンパク質結合 63
血漿タンパク質結合形薬物 79
血漿タンパク質結合率 70, 172
血漿タンパク質非結合形薬物 58
血漿タンパク質非結合率 72
血漿容積 71
血清クレアチニン濃度 130
血中薬物濃度
　定常状態 175
血中薬物濃度-時間曲線下面積 152, 167
結腸 28
ケト還元酵素 90
ケトコナゾール 52
ゲンタマイシン 23, 180, 182

コ

口腔 46
抗結核薬 115
高脂肪食 39
抗てんかん薬 115

コデイン 99
コレスチラミン 52
Cockcroft-Gault の式 130

サ

サイトソール 91
細胞間隙路 50
細胞膜
　構造 1
坐剤 49
刷子縁膜 4, 27
酸化反応 90, 96

シ

ジアゼパム 45
ジアゼパムサイト 64
ジギトキシン 181
ジギトキシンサイト 64
糸球体 120
糸球体ろ過 119, 126
糸球体ろ過速度 123, 133
シグマ・マイナスプロット 161
ジクマロール 67
シクロスポリン 54, 55, 144
ジクロフェナクナトリウム 41
ジゴキシン 67, 71, 146, 180, 181
脂質二重層 1, 3
脂質二重膜構造 58
シトクロム P450 90, 92, 111
シヌソイド 139
シプロフロキサシン 52
シメチジン 52, 111
弱塩基性薬物 7, 9, 29
弱酸性薬物 7, 9
重曹 53
12 回膜貫通型タンパク

日本語索引

ティ 30
十二指腸 27
絨毛 27
受動輸送 125
消化管
　解剖学的・生理学的特徴 28
　構造と吸収 25
消化管吸収性 37, 39
硝酸イソソルビド 48
小腸 27, 30, 34
小腸刷子縁膜 30, 32
小腸上皮細胞 2, 4, 32, 34
小腸上皮細胞膜 2
小腸粘膜
　構造 33
静脈内投与 106
初回通過効果 38, 39, 106
腎クリアランス 128, 156
腎臓 119
腎排泄 123
腎排泄機構 126
真皮 48
CYP分子種 94
GLUTファミリー 14

ス

水酸化アルミニウム 51, 52
スコポラミン 50
ステロイド類 79
Scatchard式 80

セ

制酸薬 52
生物学的半減期 158
生物学的利用能 151
生物学的利用率 42
西洋オトギリソウ 116
生理学的モデル 170
絶対的バイオアベイラビリティ 153
セファドロキシル 20, 53
セファレキシン 53, 55
線形1-コンパートメントモデル 158
全身クリアランス 154
セント・ジョーンズ・ワート 116

ソ

相対的バイオアベイラビリティ 152
促進拡散 5, 11, 13
促進拡散型トランスポーター 14, 22
促進拡散輸送担体 30
速度的バイオアベイラビリティ 153
組織クリアランス 172
組織タンパク質 58, 70
組織分布 57, 71

タ

第I相反応 90
代謝 89
代謝酵素
　誘導 114
大腸 28
タイトジャンクション 2, 34, 75
第II相反応 90
唾液中排泄 144
タランピシリン 100
炭酸水素ナトリウム 148
胆汁酸 142
胆汁中排泄機構 135
胆汁中排泄率 138
単純拡散 4, 5, 12
担体 3, 10, 11, 13
担体介在輸送 11
タンパク結合率 173
タンパク質非結合形薬物 58

チ

チオプリン・メチル基転移酵素 117
チオペンタール 67, 70, 79, 147
腸肝循環 140
直腸 28, 39, 49
　初回通過効果 40
　薬物吸収部位 40
　薬物投与 41
直腸投与 42

ツ

ツベルクリン反応 45

テ

定速静注 176
テオフィリン 144, 181
テガフール 100
デスモプレシン 48
デスモプレシン酢酸塩 51
鉄剤 52
テトラサイクリン 52
テトラサイクリン系抗生物質 53
デポ 44
点眼剤 49
点鼻薬 48
Disse腔 139

ト

投与計画 173
ドキシサイクリン 55
ドキシフルリジン 100
トランスサイトーシス

24
トランスフェリン 24
トランスポーター 3, 10, 11, 13, 31, 54, 76
トリペプチド 20
トリメタジオン 79
トロホブラスト層 78

ニ

二次性能動輸送 5, 11, 18, 21
二次性能動輸送型トランスポーター 19, 21
ニトログリセリン 38, 48, 50
ニフェジピン 55, 114
乳汁中排泄 144
尿細管 120
尿細管再吸収 126
尿細管再吸収速度 133
尿細管分泌 126
尿細管分泌速度 133
尿中排泄機構 119
尿中排泄速度 133
尿 pH 125
妊婦投与禁忌薬 78, 79

ネ

ネフローゼ 72
ネフロン 119

ノ

能動輸送 125
ノルトリプチリン 67
ノルフロキサシン 51, 52
Noyes-Whitney の式 38

ハ

肺 46, 51

パイエル板 33
バイオアベイラビリティ 151
排出型薬物トランスポーター 78
排泄 119
バカンピシリン 100
パラアミノ馬尿酸 131
バラシクロビル 19, 20, 54
バルプロ酸 67
ハロペリドール 181
バンコマイシン 140, 181

ヒ

非撹拌水層 33
皮下組織 48
微環境 pH 32, 34
非規格化モーメント 168
非競合的阻害現象 86
非競合的置換 85
非競合的置換現象 87
鼻腔 46
非結合形分子 60
非結合形薬物 62, 68, 83
微絨毛 4, 27
非線形コンパートメントモデル 162
非線形性 66
非特異的結合 64
皮内投与 45
ピノサイトーシス 23
皮膚 46, 49
　構造 48
表皮 48
P-糖タンパク質 15, 16, 18, 75, 78, 113, 139, 146
pH 分配仮説 6, 8, 42

フ

ファモチジン 52

フィックの法則 4, 6
フェニトイン 45, 67, 115, 144, 163, 180, 181, 182
フェニルブタゾン 45, 52, 67, 87
フェノキシベンザミン 67
フェノバルビタール 115, 147
フェノールスルホンフタレイン 141
物理的吸収促進法 50
プラバスタチン 52, 79
フラビン含有酸化酵素 90
プリミドン 99, 100
フルスルチアミン 100
不連続内皮 61
プロカイン 79
フロセミド 148
プロドラッグ 99
プロパンテリン 75
プロプラノロール 38, 118
分子形薬物 6
分子ふるい膜構造 78
分泌クリアランス 156
分布 59
分布容積 66, 67, 69, 158
　変動要因 72

ヘ

平均滞留時間 167, 169
ベイジアン法 182
ペニシリン G 75
ペプチド性薬物 29
ペプチドトランスポーター 19, 22
Henderson-Hasselbalch の式 7, 29

日本語索引 **187**

ホ

抱合反応　90, 97
母集団解析法　182

マ

膜タンパク質　3
膜透過　5
膜透過速度　5, 10, 38
膜動輸送　23
マグネシウム　52
膜輸送　1, 22
膜輸送機構
　分類　5

ミ

ミカエリス複合体　102
ミカエリス-メンテン
　（Michaelis-Menten）式
　10, 101, 102, 165, 166
ミクロソーム　91
密着結合　2, 34, 61, 75
Michaelis 定数　10

メ

眼　49
メチシリン耐性黄色ブドウ
　球菌　140
メトクロプラミド　55
メトトレキサート　144, 148

モ

毛細血管　62
毛細血管内皮細胞　60
毛細血管壁　62
盲腸　28
モノオキシゲナーゼ　95

モノカルボン酸トランスポーター　31
モーメント解析　167
モルヒネ　97, 99

ヤ

薬動学　151
薬物
　組織内分布　59
　胎児への移行　77
　脳への移行　73
　薬物間相互作用　51, 53, 109, 114
　分布過程　79
薬物吸収
　非経口投与時　49
薬物吸収経路
　皮膚　50
薬物吸収速度　37
薬物脂溶性　68
薬物相互作用
　腎排泄　146
薬物送達システム　43
薬物代謝
　変動要因　116
薬物代謝酵素　89, 101
　阻害　109
薬物代謝酵素反応　90
薬物代謝反応　98
薬物動態学的パラメーター　71, 86
薬物トランスポーター　11, 75, 76
薬物輸送担体　75, 124
　肝細胞　138
薬効
　変化　98

ユ

有機アニオン　124
有機アニオン輸送担体

127
有機カチオン　124
有機カチオン輸送担体
　127
有窓内皮　61
輸送担体　124

ヨ

溶解速度　38
溶出速度　38
四級アンモニウム化合物
　79

ラ

ラニチジン　52, 55
Langmuir 式　80, 86
Lineweaver-Burk の逆数プ
　ロット　103

リ

リチウム　180
リドカイン　38, 79, 118, 147
リファンピシン　17, 115
リボフラビン　34, 36
硫酸抱合酵素　90
粒子径　47
流動モザイクモデル　2
両逆数 plot　80
量的バイオアベイラビリティ　106, 153

ル

類洞　139

レ

レセプター介在性エンドサイトーシス　23

連続内皮 61

ロ

ロキソプロフェン 97, 100

ワ

ワルファリン 52, 73, 79, 87, 147, 173
ワルファリンサイト 64

外国語索引

A

ADH 90
ALDH 90
area under the first moment curve 167
ATP-binding cassette 11
AUC 152, 167
AUMC 167

B

BCRP 139

C

CYP 90, 92
CYP1A2 94
CYP3A4 54, 55, 94
CYP2C19 94
CYP2C9 94
CYP2D6 94

D

DDS 43
depot 44
direct plot 80, 81
Disse's space 139
double reciprocal plot 81

E

extensive metabolizer 117

F

FMO 90

G

GER 27, 35, 37
GET 37
GST 90

L

LAT1 14

M

MCT1 31
microclimate pH 32
MRP2 139
MRSA 140
MRT 167

N

NAT 90

O

OAT2 14
OATP 31
OCT1 14

P

PEPT1 30, 55, 126
PEPT2 126
P-glycoprotein 31, 54
poor metabolizer 117

R

rapid acetylater 117

S

Scatchard plot 80, 82
SGLT1 30
single nucleotide polymorphisms 117
SLC2A 14
slow acetylater 117
SNPs 117
SULT 90

T

TDM 87, 179
tight junction 61

U

UGT 90

W

well-stirred model 170

CBT 対策と演習

薬剤学 1

—薬物動態学

定　価（本体 1,800 円 + 税）

編　者	薬 学 教 育 研 究 会	平成 21 年 4 月 15 日 初版発行Ⓒ
発行者	廣　川　節　男 東京都文京区本郷 3 丁目 27 番 14 号	

発 行 所　株式会社　廣 川 書 店

〒 113-0033　東京都文京区本郷 3 丁目 27 番 14 号
〔編集〕電話 03(3815)3656　　　　03(5684)7030
　　　　　　　　　　　　　　FAX
〔販売〕　　 03(3815)3652　　　　03(3815)3650

Hirokawa Publishing Co.

27-14, Hongō-3, Bunkyo-ku, Tokyo

わかりやすい 化合物命名法

九州保健福祉大学副学長　山本　郁男／九州保健福祉大学准教授　細井　信造　著　B5判　120頁　1,575円
帝京大学教授　夏苅　英昭／帝京大学教授　高橋　秀依

薬学を学ぶ者にとって有機化学がより身近なものとなるように医薬品の例を挙げながら命名法の初歩をわかりやすく記述した．

薬学生のための 新臨床医学 －症候および疾患とその治療－

2色刷　東京薬科大学教授　市田　公美　編集　B5判　750頁　10,290円
　　　　　慶應義塾大学准教授　細山田　真

「症候とその治療」と「疾患と薬物」の2部で構成され，コアカリキュラムに準拠している．臨床に必要な疾患の病態生理から治療までを理解しやすいように記述．

薬学生のための 薬用植物学・生薬学テキスト

徳島大学教授　高石　喜久　編集　B5判　250頁　5,040円
大阪薬科大学教授　馬場きみ江
姫路獨協大学教授　本多　義昭

薬学教育モデル・コアカリキュラムのC7.「自然が生み出す薬物」について，医療現場で必要となる薬用植物や生薬，他の医薬資源に関する基本的な知識を漏らさず，かつ簡潔明瞭にまとめた．

演習で理解する 生物薬剤学

京都薬科大学教授　山本　昌　編集　B5判　350頁　3,990円

最大の特長は，CBT試験や国家試験に対応できるように演習問題を各章末に多く取り入れたことである．「薬学教育モデル・コアカリキュラム」に準拠したテキスト．

予防薬学としての衛生薬学 －健康と環境－

広島国際大学教授　吉原　新一　編集　B5判　500頁　5,880円
第一薬科大学教授　繪柳　玲子

薬学教育6年制のモデル・コアカリキュラムに準拠しつつも期待される薬剤師職能に照らし，各SBOの取り扱いには軽重をつけて重要な内容はより深く理解しやすく記述している．

漢方薬学 ―現代薬学生のための漢方入門

岡山大学名誉教授　奥田　拓男　編集　B5判　200頁　3,780円

古方の治療体験と各処方の使い分け方を尊重しながら，できるだけ今日の医療での標準的な解釈に沿って集約した．内容はコア・カリキュラムの「C7　自然が生み出す薬物」の(3)現代医療の中の「漢方薬」に該当する．

CBT対策と演習シリーズ

薬学教育研究会　編　A5判　各130～250頁　各1,890円

本シリーズは，CBTに対応できる最低限の基礎学力の養成をめざした問題集である．

〈既刊〉有機化学／分析化学／薬理学／機器分析／生化学
　　　　薬剤学1 －薬物動態学－／衛生薬学I，II

廣川書店　Hirokawa Publishing Company

113-0033　東京都文京区本郷3丁目27番14号
電話03(3815)3652　FAX03(3815)3650　http://www.hirokawa-shoten.co.jp/